ひざ・腰・肩の
痛みがとれる！

関《かん》トレ

ビジュアル版

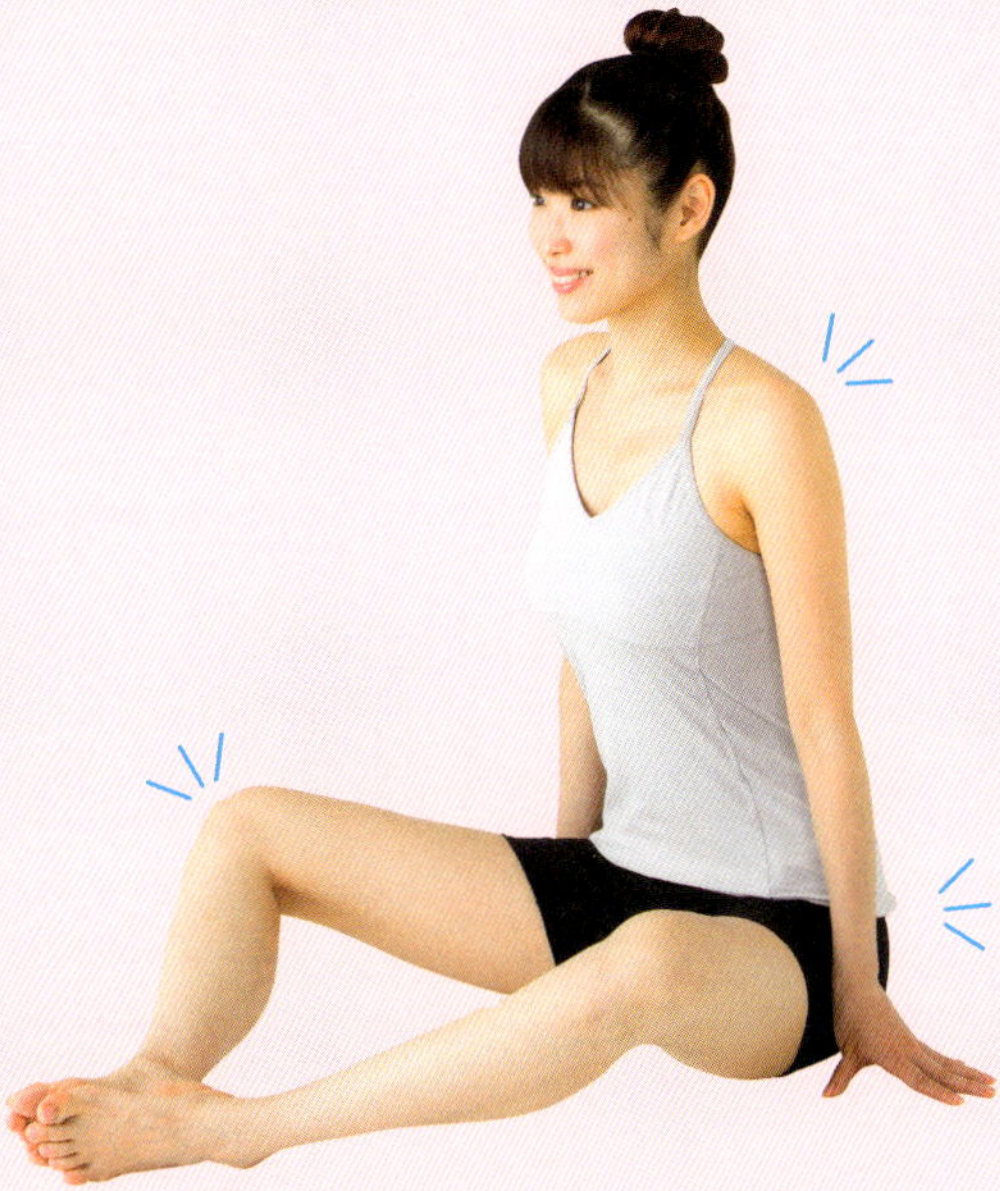

監修
笹川大瑛
Sasakawa Hirohide

Introduction

関トレって何ですか？

関節を守る
2つの筋肉を
集中的に鍛える
運動です

こんな人に効果がある！

- ひざが痛い！　階段の上り下りがつらい
- 立ち上がるときや歩き始めが不安
- 足がつりやすい
- 朝起きると首が痛い
- 肩こり、首こりがひどい
- ペットボトルのフタが開けられない
- 運動をしたいがケガが心配
- 最近とても疲れやすい
- 100歳まで歩ける体でいたい

…など、体の関節に痛みや不安を感じるすべての人に！

「サボリ筋」を
集中的に鍛えるだけで
体が正しく動き、
痛みが改善します

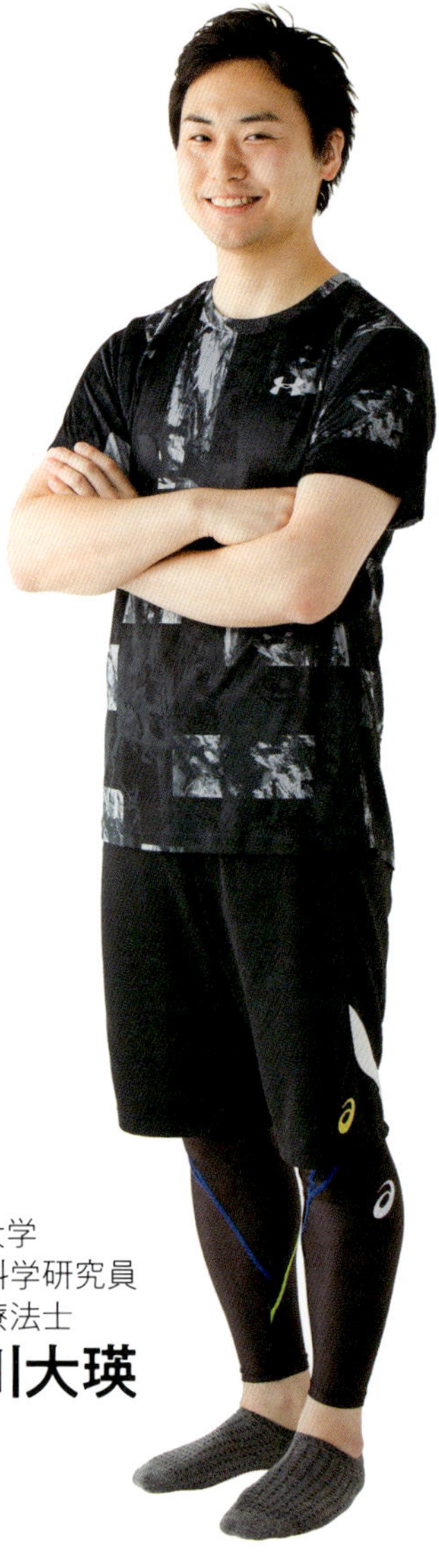

日本大学
人文科学研究員
理学療法士
笹川大瑛

ひざが痛い、腰がツライ、首がこる、肩が上がらない、手首や指が痛い……。

加齢にともなって、関節の悩みは増えるばかりです。しかし、現在の病院治療で関節の痛みがスッキリ治ったという人を、私はほとんど知りません。多くの場合、注射で水を抜いても、電気をかけても、湿布をしても、まったく効果がないか、あっても一時しのぎにすぎないのです。

なぜなのでしょう？　それは、根本的な問題が解決されていないからです。問題とは、関節を支え、守り、正しく動かす筋肉が衰えている、あるいはうまく働いていないという事実です。

では、筋トレをすればいいのか？　ちがいます。筋トレをしても、関節を健全に保つための筋肉が鍛えられないどころか、さらに痛めてしまいます。

では、どうするのか？　それを私は、仮説と検証を繰り返しながら解き明かしてきました。

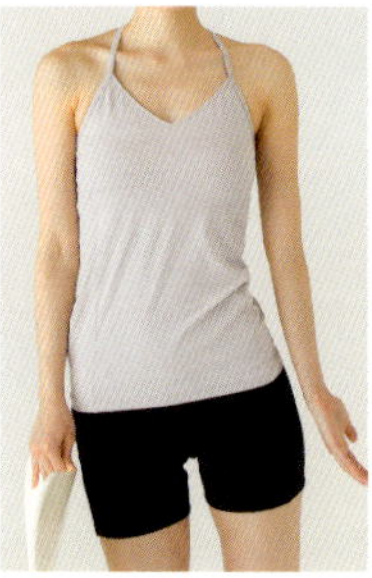

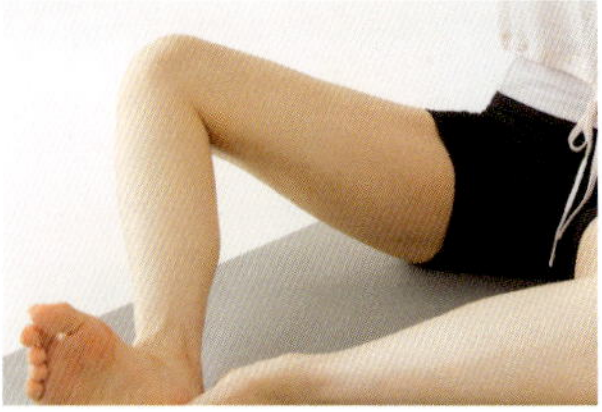

私は理学療法士です。大阪と東京の病院でリハビリを担当したあと、さらに研究を進めるために日本大学大学院で運動・トレーニングに関する教育学を専攻しました。現在は全国の医療従事者を対象に技術指導をおこなう一方、トップレベルのアスリートのトレーナーとしても活動しています。

研究と実践を重ねるなかで、私は6つの関節に着目しました。ひざ、腰（股関節）、足首、肩甲骨、肩、手首です。この6つの関節は、体を動かす要です。だからこそ数多くの筋肉がかかわっているのですが、1つの関節に2つずつ、その関節を安定させ、ケガなどから守る非常に重要な筋肉があることがわかりました。それは内転筋、内側ハムストリングス、腸腰筋、腹横筋、後脛骨筋、腓骨筋、菱形筋、前鋸筋、肩甲下筋、上腕三頭筋、橈側手根屈筋、尺側手根屈筋です。

「全然知らない筋肉です！」という人も多いと思

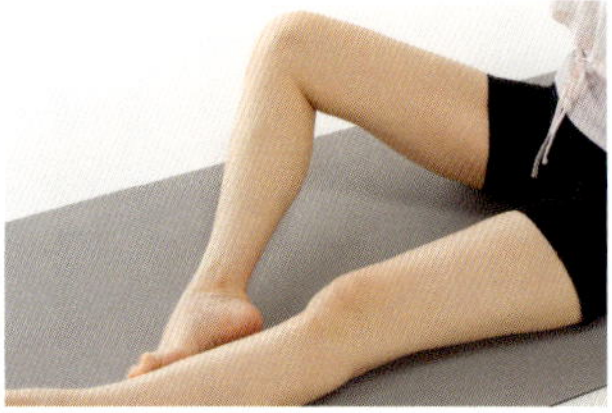

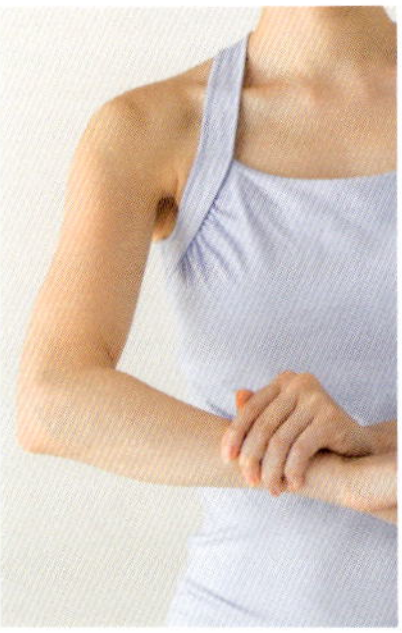

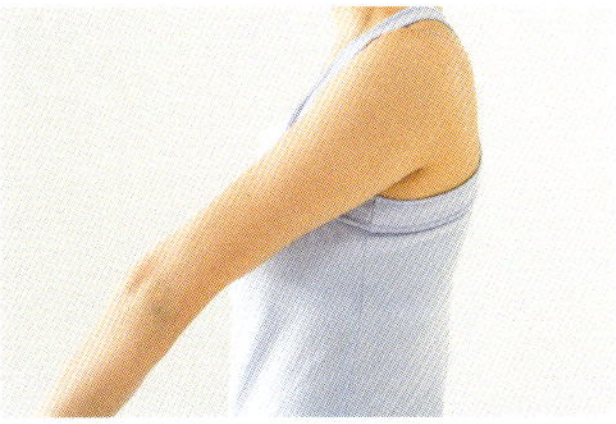

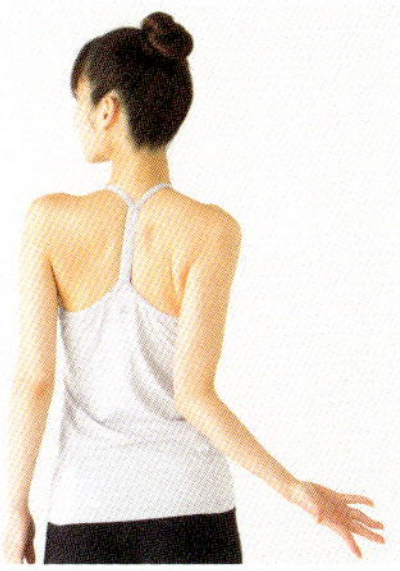

いますが、当然かもしれません。どれも働いていると感じにくく、さほど大きくもない筋肉ですから。しかもこれらの筋肉は、かなりサボりやすいという特性があります。人は、使いやすい筋肉ばかりを使う傾向にあるので、このような「サボリ筋」は放っておかれてしまうのです。

そこで私は、これらの筋肉を集中的に鍛える運動を開発しました。それが「関トレ」です。

実践すると、股関節の痛みで寝たきりだったおばあちゃんがスタスタ歩き始め、ケガ続きだったアスリートが夢の勝利を手にしました。

この理論は、２０１８年に発行した『関トレ　関節トレーニングで強い体をつくる』に詳しく書いています。そして本書はその２冊目。写真を大きく使い、わかりやすく実践しやすく作成しました。関節の健康のために役立ててください。

２０１９年10月

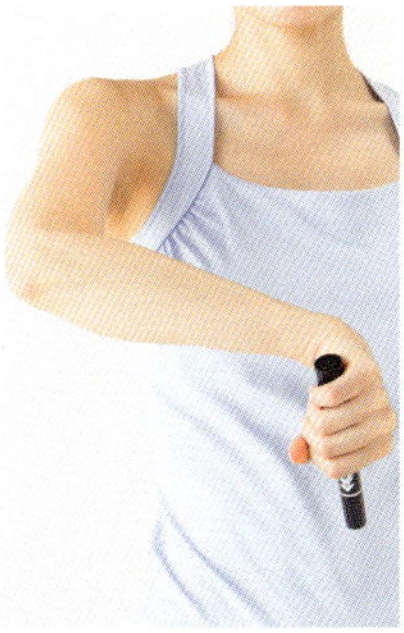

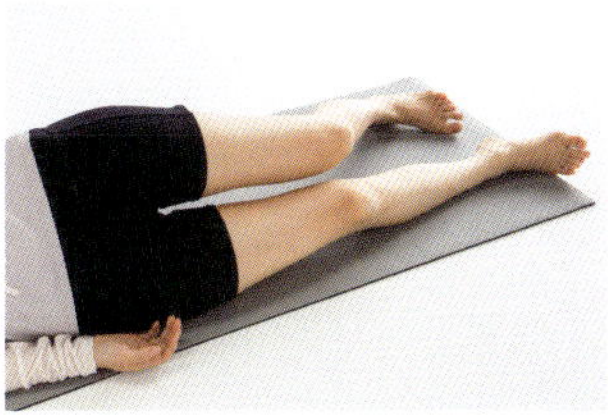

CONTENTS

はじめに
関トレって何ですか？ …… 2
こんな人に効果がある！ …… 3
「サボリ筋」を集中的に鍛えるだけで
体が正しく動き、痛みが改善します …… 4

PART 1 関トレ 基礎知識 …… 13

「サボリ筋」が関節痛の原因!? …… 14
サボリ筋、ガンバリ筋とは？ …… 16
12の「サボリ筋」を知ろう …… 18
あなたのサボリ筋はここだ！ …… 20

関トレでサボリ筋が動けば体は変わる …… 22
・コリと痛みが消える …… 23
・O脚、外反母趾が改善 …… 24
・やせてスッキリ …… 25
・正しい筋力がつく …… 26
・ケガなく運動できる …… 27

関トレのコツ5 …… 28
① 鍛える筋肉はひとつだけ

②正しいフォームで
③最大限のパワーをこめる
④「やってる感」を求めすぎない
⑤ゆっくり呼吸しながら

痛いと感じるときは、どうする？ …… 32

Q 関節に慢性的な痛みがある
Q 関トレをすると「ズキン！」という強い痛みがある
Q 運動後、関節周辺に痛みを感じる

PART 2 関トレ 実践編 …… 33

関トレの進め方 …… 34

レッスン1 ひざ痛を治す！ ひざの関トレ …… 35

ひざのサボリ筋A 内転筋 …… 36
ひざのサボリ筋B 内側ハムストリングス …… 37
内転筋トレーニング 片尻アップのポーズ …… 38
〝内ハム〟トレーニング かかとをギュッ！ …… 42

レッスン2 腰痛を治す！ 腰（股関節）の関トレ …… 45

腰のサボリ筋A 腸腰筋 …… 46

腰のサボリ筋Ｂ　腹横筋 …… 47
腸腰筋トレーニング　正方形のポーズ …… 48
腸腰筋別トレ！　片足ワイパー運動 …… 51
腹横筋トレーニング　まっすぐもも上げ …… 52

【コラム】4つの体操をセットでやれば効果絶大！ …… 56

レッスン3　足首を安定させる！　足首の関トレ …… 57
足首のサボリ筋Ａ　後脛骨筋 …… 58
足首のサボリ筋Ｂ　腓骨筋 …… 59
後脛骨筋トレーニング　ふくらはぎキック …… 60
後脛骨筋別トレ！　グーグー足指 …… 63
腓骨筋トレーニング　足親指姫のポーズ …… 64

レッスン4　首～肩のコリを治す！　肩甲骨の関トレ …… 67
肩甲骨のサボリ筋Ａ　菱形筋 …… 68
肩甲骨のサボリ筋Ｂ　前鋸筋 …… 69
菱形筋トレーニング　肩甲骨寄せのポーズ …… 70
前鋸筋トレーニング　Ｔ字パワーのポーズ …… 74

レッスン5　肩の痛みを治す！　肩の関トレ …… 77
肩関節のサボリ筋Ａ　肩甲下筋 …… 78
肩関節のサボリ筋Ｂ　上腕三頭筋 …… 79

肩甲下筋トレーニング　ひとり腕ずもう …… 80
上腕三頭筋トレーニング　みんなおいで！のポーズ …… 84

レッスン6　手首の痛みをとる！　手首の関トレ …… 87

手首のサボリ筋A　橈側手根屈筋 …… 88
手首のサボリ筋B　尺側手根屈筋 …… 89
橈側手根屈筋トレーニング　招き猫のポーズ …… 90
尺側手根屈筋トレーニング　ひじ鉄のポーズ …… 94

PART 3 関トレ　実例集 …… 97

［股関節・腰痛］56歳女性 …… 98
［腰痛］42歳男性 …… 100
［ひざ・肩痛］48歳女性 …… 102
［ひざ痛］49歳男性 …… 104
［ひざ・手首痛］58歳女性 …… 105
［肩痛］53歳女性 …… 106
［腰痛］60歳男性 …… 107
［ひざ痛］女性／［肩・腰・ひざ痛］52歳男性／［腰・足首痛］40歳男性／［ひざ痛］55歳男性／［ひじ・ひざ痛］47歳男性／［肩・股関節痛］53歳女性／［ひざ痛など］40代女性 …… 108

あとがき …… 110

STAFF
撮影：片山菜緒子（朝日新聞出版写真部）
イラスト：RISAKO
ヘアメイク：伊藤佳奈（Bliss）
モデル：水瀬彩乃（SATORU JAPAN）
デザイン：弾デザイン事務所
編集・文：F企画
協力：PROPS NOW
衣装協力：suria（インターテック）　TEL.050-3821-2940　http://www.suria.jp/

関トレ

基礎知識

関トレとは何か。
なぜ痛みがとれるのか。
なぜ何歳でも歩ける体になるのか。
まずはその理論を
お話ししましょう。

part
1

人は使いやすい筋肉しか使わない

「サボリ筋」が関節痛の原因!?

私たちの体の中には約５００以上の筋肉があり、それらが骨や内臓を動かしています。

この５００の筋肉が全部ちゃんと働いているかというと、そんなことはありません。人間と同じで、よく働く人（筋肉）と、こっそりサボる人（筋肉）が存在するのです。働き者は酷使されて疲労困憊し、最終的には働けなくなります。サボる人は怠けすぎているので、働き者がいなくなっても代わりは務まりません。会社なら業績が悪化します。人間の体なら不調が起きます。そのひとつが関節痛です。

たとえばひざの関節が痛む場合、変形性膝関節症という疾患を持っていることが多いです。これは関節の軟骨が弾力を失ってすり減り、関節が変形する疾患です。そのため「ひざが痛むのは、軟骨がすり減るからだ」と思われがちなのですが、軟骨そのものは痛みを感じないのです。

関節には日頃から、とても大きな力がかかっています。それを筋肉が受け止めて関節を守るのですが、関節を守る筋肉が弱ってサボり始めると、腱《けん》（骨に接合する筋肉の先端）や靭帯《じんたい》（骨と骨をつなぐ組織）に負荷がかかります。そのストレスで関節に炎症を引き起こし、痛みが生じるというわけなのです。

なぜ関節痛が起きるの？

関節を守る筋肉がサボる

サボリ筋

⇩

そのぶん、別の筋肉が働く

ガンバリ筋

⇩

筋肉の使い方がアンバランスになり、
関節がねじれて動く

⇩

できる動きが限られてくる

⇩

サボリ筋はますますサボる
ガンバリ筋は疲労してかたくなる

⇩

その結果……

関節が痛い

筋肉のコリや痛み

運動能力の低下

ケガが多くなる

動きのクセがつくり出すアンバランス

サボリ筋、ガンバリ筋とは？

関節に痛みがある場合、「筋力が落ちたせいだ」と思いがちです。しかし、筋力の低下より問題なのは、筋力のアンバランスです。

ひざ関節を例に説明しましょう。ひざ関節はもともと、内転筋と内側ハムストリングスという2つの筋肉で守られています。この2つが正しく働けば、ひざに余分な負荷はかかりませんから、痛みもありません。

しかし、内転筋は普段の生活では使われにくい筋肉です。年齢とともに弱り、サボリ筋になります。すると内側ハムストリングスが「内転筋のぶんも！」とガンバリ始めるのですが、負荷がかかりすぎて疲弊し、かたくなります。こちらもサボリ始めるのです。

ももの内側の筋肉が両方ともサボると、今度はももの外側の筋肉が過剰に働くようになります。その結果、ももの筋肉は外側にひっぱられ、歩くときにおかしなクセがつきます。それがひざ関節の負担になり、炎症や痛みの原因になります。

本書では、関節を守るべき（なのに働かない）筋肉を「サボリ筋」、サボリ筋にかわって働くその他の筋肉を「ガンバリ筋」と呼んでいます。関トレは「サボリ筋」を鍛えなおし、筋力のアンバランスをなくすためのトレーニングなのです。

ひざ関節が痛む原因は？

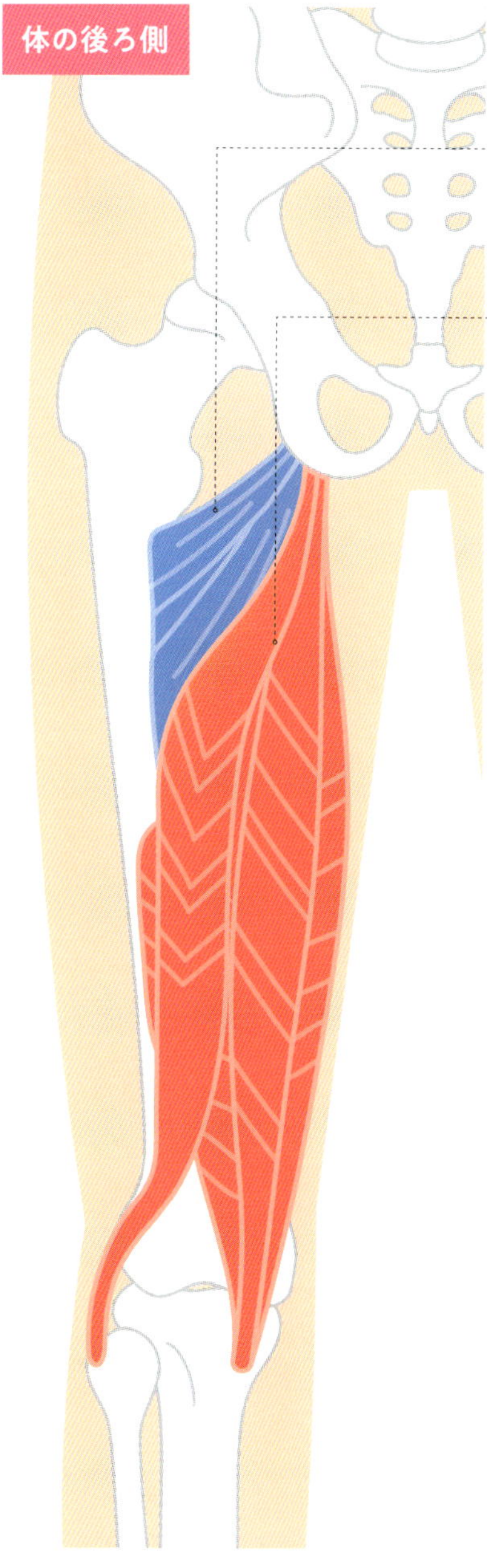

［ひざ関節を守る２つの筋肉］

Ⓐ 内転筋《ないてんきん》

Ⓑ 内側《ないそく》ハムストリングス

内転筋がサボるので、
内側ハムストリングスは
働きすぎて疲れ、かたくなる

⇩

Ⓐ・Ⓑともに動きが悪くなる

⇩

ももの外側の筋肉が
がんばっちゃう

⇩

＼筋力のアンバランス
発生！／

歩き方がおかしくなる

O脚になる

ひざ関節が痛む

地味で目だたない筋肉だけど…大事です！

12の「サボリ筋」を知ろう

私がサボリ筋の存在に注目したのは、理学療法士として高齢者のリハビリに携わっていたときです。80代や90代の人には、サボるどころか根本的に働いていない筋肉が存在することに気がつきました。筋肉は脳からの指令を受けて動くのですが、あまりに長くサボっていて指令が届かない筋肉があるのです。その筋肉とは何か、徹底的に調べました。

やり方は、関節に作用している筋肉を一つ一つ動かすことです。Ａという筋肉だけを１週間動かし、効果がなければ次はＢという筋肉を１週間動かします。それを繰り返した結果、トラブルのある関節にはそれぞれ２つのサボリ筋があることがわかったのです。ひざにも２つ、腰にも２つ、肩甲骨にも２つ……。最終的に、６つの関節に作用する12の筋肉が重要であることがわかりました。それが左に示したものです。これらは普段の筋トレで積極的に鍛えるような筋肉ではありませんが、関節を守る重要な筋肉です。

そのサボリ筋だけを集中的にトレーニングしたところ、股関節が動かせず寝たきりだったおばあちゃんが翌日にはスタスタ歩き始めました。衝撃でした。そして関トレの重要性を確信したのです。以来２０００人を超える人が関トレで健全な動作を取り戻しています。

6つの関節を守る12の筋肉

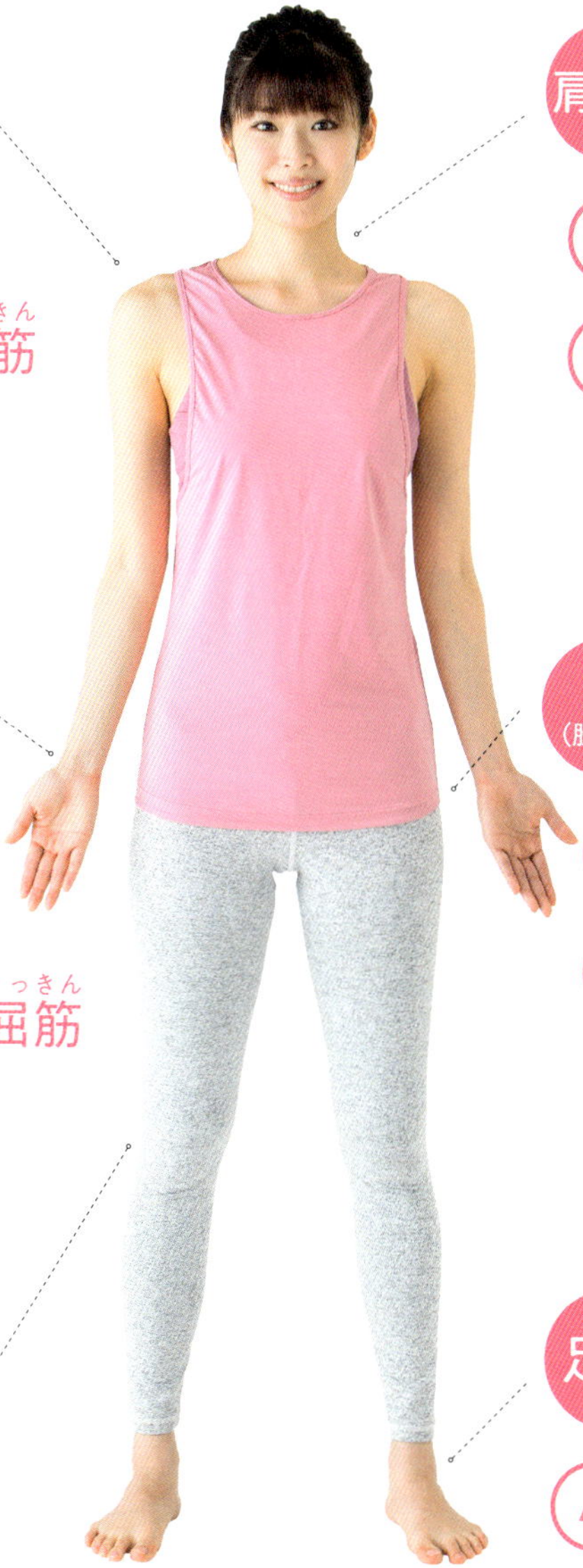

肩を守る

Ⓐ 肩甲下筋《けんこうかきん》

Ⓑ 上腕三頭筋《じょうわんさんとうきん》

肩甲骨を守る

Ⓐ 菱形筋《りょうけいきん》

Ⓑ 前鋸筋《ぜんきょきん》

手首を守る

Ⓐ 橈側《とうそく》手根屈筋《しゅこんくっきん》

Ⓑ 尺側手根屈筋《しゃくそくしゅこんくっきん》

腰（股関節）を守る

Ⓐ 腸腰筋《ちょうようきん》

Ⓑ 腹横筋《ふくおうきん》

ひざを守る

Ⓐ 内転筋《ないてんきん》

Ⓑ 内側《ないそく》ハムストリングス

足首を守る

Ⓐ 後脛骨筋《こうけいこつきん》

Ⓑ 腓骨筋《ひこつきん》

パッと見てすぐわかる

あなたのサボリ筋はここだ！

「私にはまだ関節の痛みなんてないわ」と思っている人もいるかもしれませんが、私に言わせれば、多くの人が関節痛予備軍です。サボリ筋を放置していることが、日常の動作の中に表れているからです。

私たちは無自覚のうちに、使いにくい筋肉を使わないで生活しています。使いやすい筋肉ばかり使うため、同じ部分が筋肉痛になったり、かたくなって血行が悪くなったり。

それが姿勢や動きのクセになって表れることを、専門用語で「トリックモーション（代償動作）」と言います。左の3つは、そのわかりやすい例です。どの筋肉がサボっているかによって、歩き方に違いが出ます。たとえば内ももの内転筋が弱ると、外ももの筋肉が過剰に働き、ひざがのびなくなってトボトボ歩きます。これだけなら歩き方のクセですませられますが、徐々に「歩くスピードが遅くなる」「正座ができない」「階段が下りられなくなる」など日常生活の動作に制限がかかってきます。高齢者であれば、ロコモティブシンドローム（運動器障害による要介護リスクが高い状態）の始まりです。

若い人や筋骨隆々な人にもトリックモーションは起こりますから、日頃から自分の動きのクセを知っておくことはとても大切です。

サボリ筋
＝
腹横筋
（P47 参照）

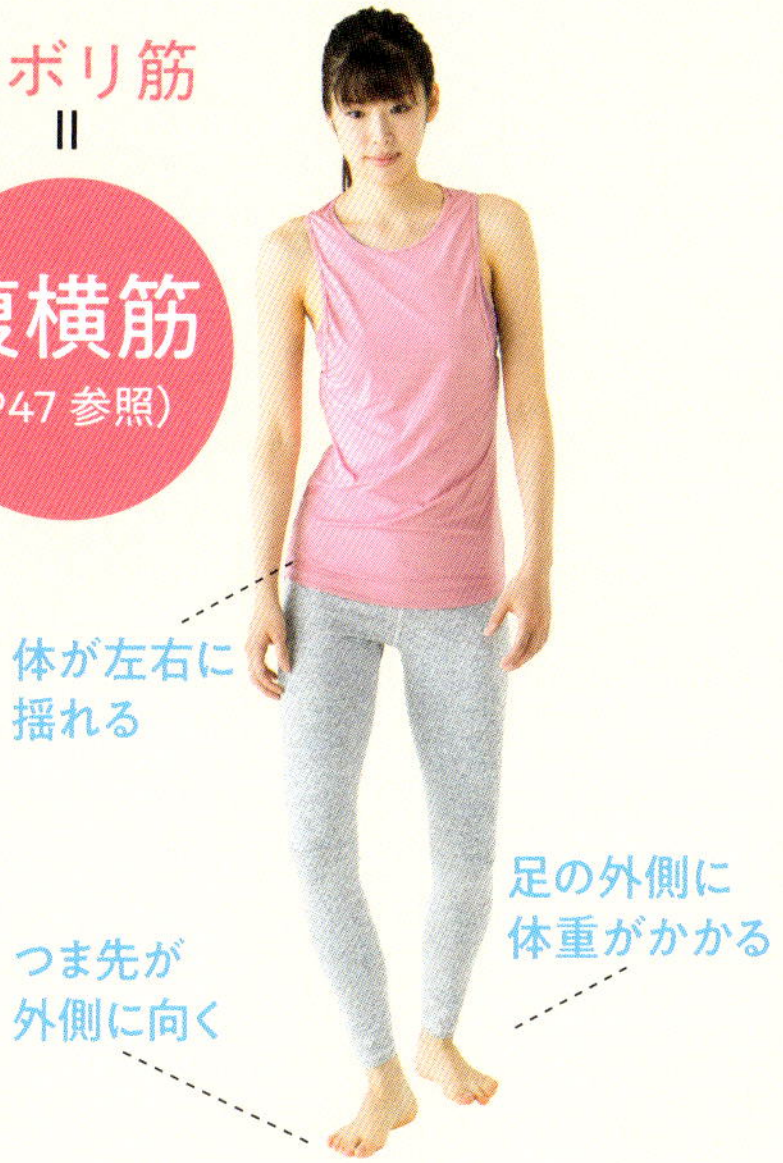
体が左右に
揺れる
足の外側に
体重がかかる
つま先が
外側に向く

ガニ股歩き

腹横筋がサボっていると足が後ろにのびず、ひざを外側に曲げる歩き方になる。

トボトボ歩き

ももの内側の筋肉が弱ると、ひざがピンとのびず、重心が前方にかかる歩き方に。

サボリ筋
＝
内転筋
（P36 参照）

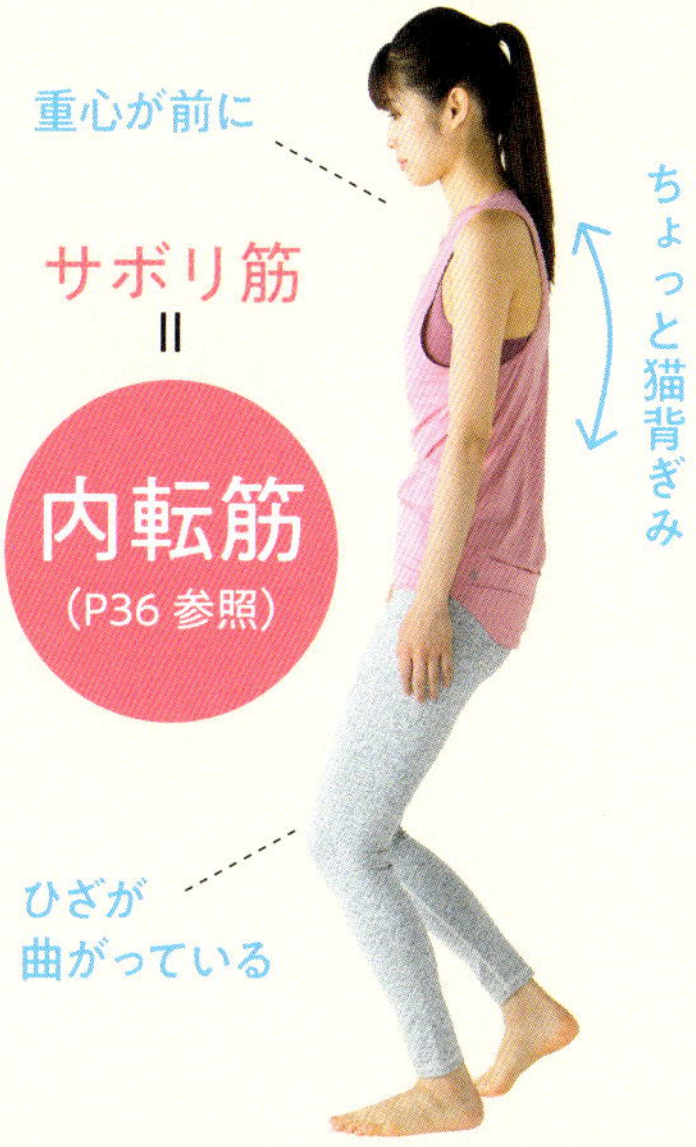
重心が前に
ちょっと猫背ぎみ
ひざが
曲がっている

巻き肩歩き

前鋸筋が弱ることで肩甲骨が外側に開き、肩が前に出ることを巻き肩という。背中がのびないので足の運びも遅い。

サボリ筋
＝
前鋸筋
（P69 参照）

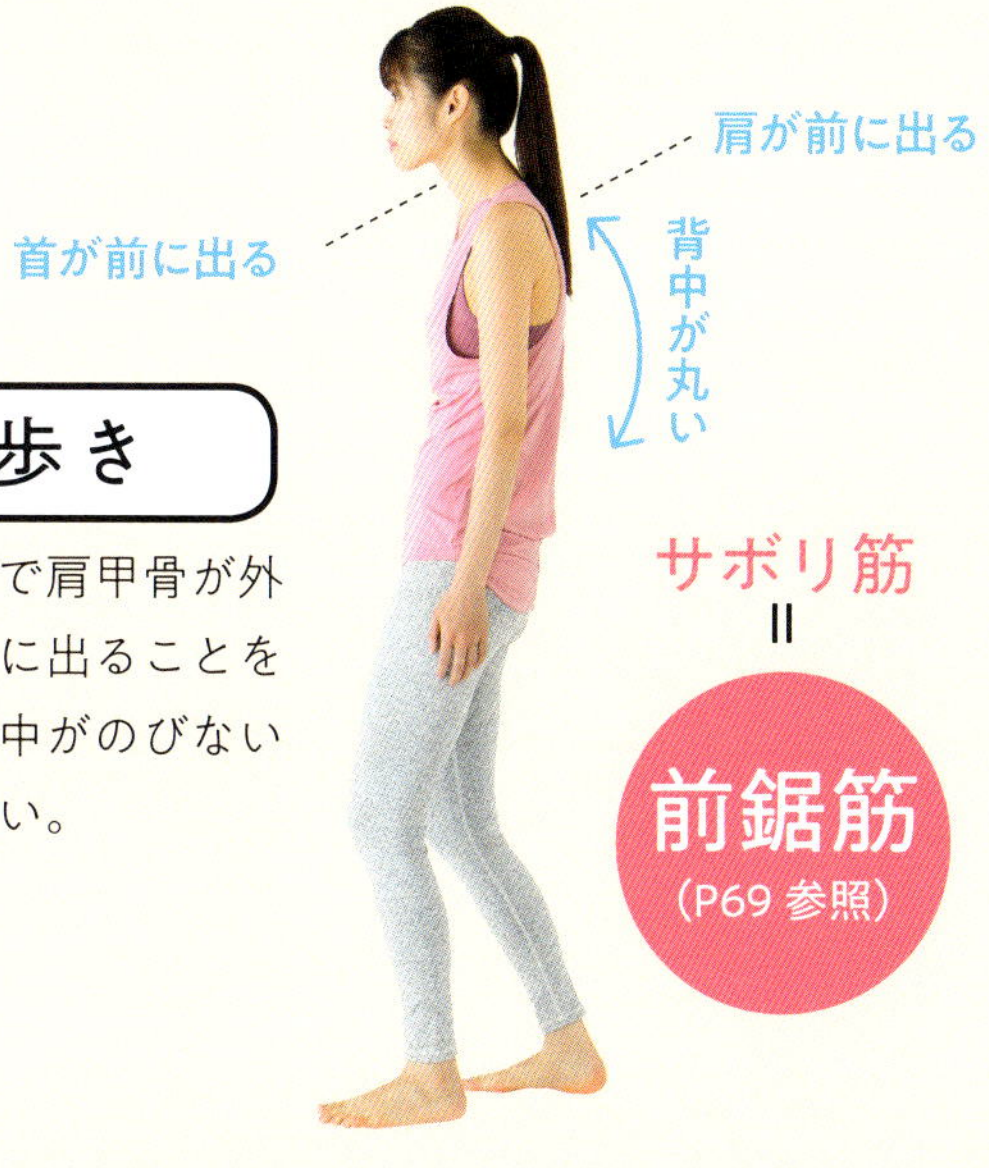
肩が前に出る
首が前に出る
背中が丸い

痛みがなくなるだけじゃない！

関トレでサボリ筋が動けば体は変わる

サボリ筋を集中的に鍛えることで、関節を守る筋肉に本来の力を取り戻す運動。それが関トレです。ひとつの関節に対して、2つのサボリ筋をセットで鍛えます。

やり方は、高齢者でもアスリートでもまったく同じ。老若男女問わず、筋肉の構造は同じだからです。腰の曲がった高齢者のつらさも、スポーツ選手がスクワットのときに腰が曲がってしまう悩みも、同じトレーニングで解決できます。

関トレと筋トレは違います。

筋トレは大きく速く動くため、使いやすい筋肉ばかりが鍛えられがちです。しかしこれらの筋肉では、関節を守ることはできません。

一方の関トレは、関節のトラブルを予防し、痛みをとり除くことが目的です。関節を守る筋肉をピンポイントで鍛えるので、関節が正しくスムーズに動くようになります。

それだけではありません。前述したようにゆがんだ姿勢や動作が改善されるので、背筋、腹筋、お尻の筋肉などが自然に締まってきます。そう、アウターマッスルも自然に鍛えられるのです。

しかも、関トレには、何の道具もいりません。自分だけの力で体を変えることができます。それが関トレの最大の魅力です。

コリと痛みが消える

肩こりや首のこりは血行が悪いせいじゃない。肩甲骨周辺のサボリ筋が原因

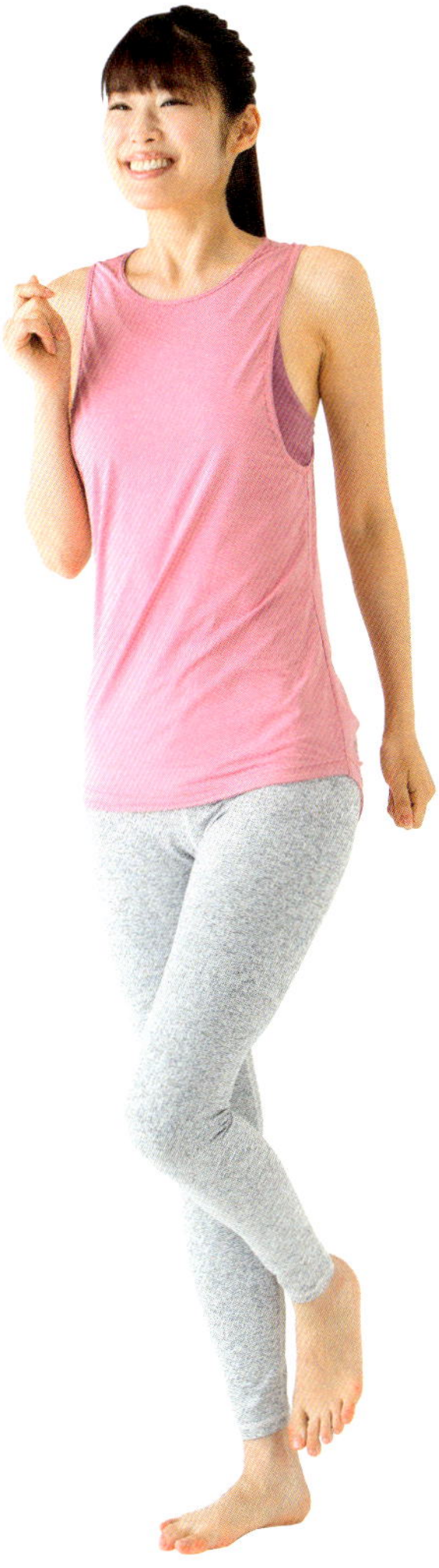

関節痛といえば、ひざやひじの痛みを連想しますが、肩こりや首のこりも関節トラブルのひとつです。

コリとは、筋肉がかたくなった状態のこと。なぜ筋肉がかたくなるのか？というと、その筋肉だけがんばりすぎてしまうからです。そう、サボリ筋のぶんまで。

どんなにマッサージをしても、サボる筋肉がある限りコリは治りません。ガンバリ筋の負担を減らすには、肩甲骨や肩関節の関トレが必要です。サボリ筋が動けば、長時間パソコンに向かっても肩こりしませんし、首が痛くて枕をかえ続ける「枕難民」も熟睡できるのです。

O脚、外反母趾が改善

靴ずれも、靴の
偏ったすり減りも
改善します！

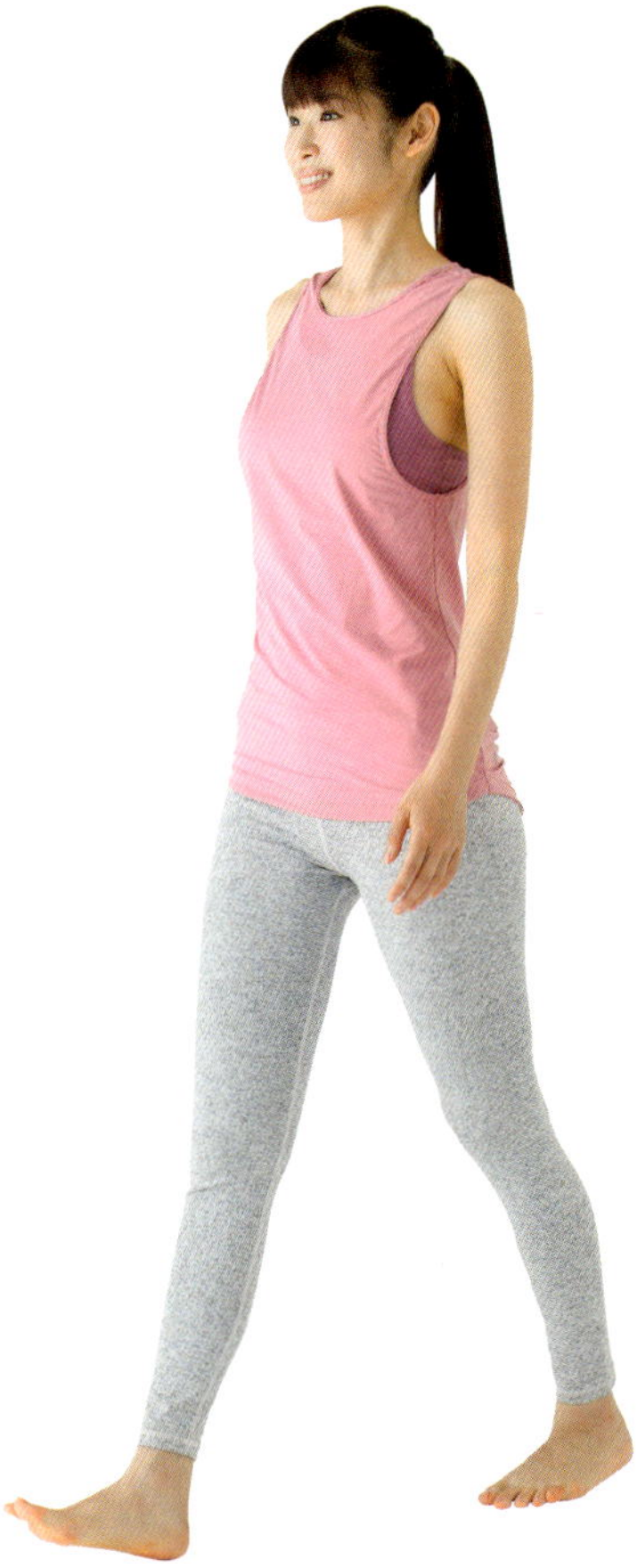

足のトラブルは
靴だけの問題ではない。
下半身の関トレで改善

年齢にかかわらず、足の悩みを抱えている人は少なくありません。「合わない靴を履き続けているから」「生まれつき足の形が悪いから」などと思いがちですが、これも下半身のサボリ筋が原因です。

太もも内側の筋肉が弱ると、太もも外側の筋肉に引っぱられてO脚になります。ふくらはぎから足首の筋肉（後脛骨筋と腓骨筋）が弱ると、足の裏のアーチがゆがんできます。靴の裏のすり減りが左右どちらかに偏っているのは、筋力が左右アンバランスになっている証拠。関トレでこれらの筋肉を鍛えれば、外反母趾や足底筋膜炎も予防・改善できます。

やせてスッキリ

派手な筋トレでは
ないけれど、おなかも
背中も足もキレイに

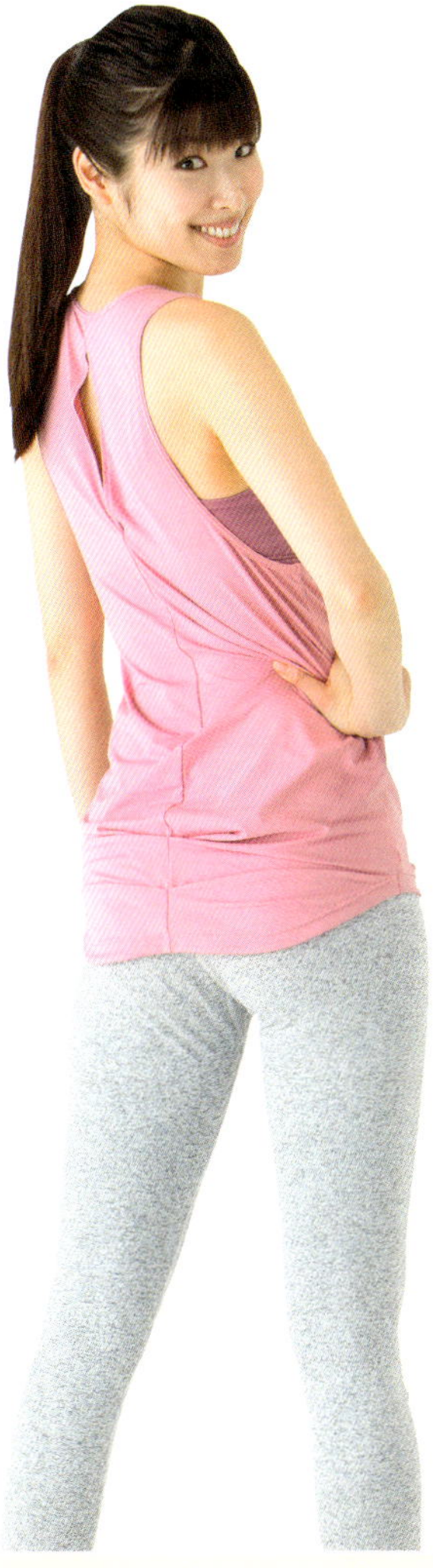

シェイプアップされた体になるには、きついトレーニングが必要だと思いこんでいませんか？　いいえ、関トレだけで十分です。とくにオススメなのは、腹横筋の関トレです。腹部をコルセットのように引き締める筋肉なので、おなかのポッコリが解消されます。腹横筋が動くようになると、横隔膜など呼吸にかかわる筋肉もよく動くようになり、深い呼吸ができるようになって、代謝のいい体質にもなるのです。

内ももの筋肉も重要です。お尻にある大きな筋肉が動くようになるので、後ろ姿もスッキリ。若々しく見えます。

正しい筋力がつく

筋肉を単独で鍛えるから
たとえ90歳でも筋力は再生する

中高年になって筋力が落ちる原因のひとつは、関節などの炎症が原因で筋組織が萎縮してしまうことです。そのせいで筋肉がしぼんでしまい、筋トレをしようとしても体がついていきません。しかし、しぼんだ筋肉でも単独で鍛えれば、必ず復活します。それが関トレです。

また、サボリ筋が動き始めれば筋力のアンバランスも解消されます。骨盤矯正がブームですが、どんなに整体に通っても筋力のバランスが悪いままだと骨盤はすぐもと通り。正しい筋力バランスが大事なのです。

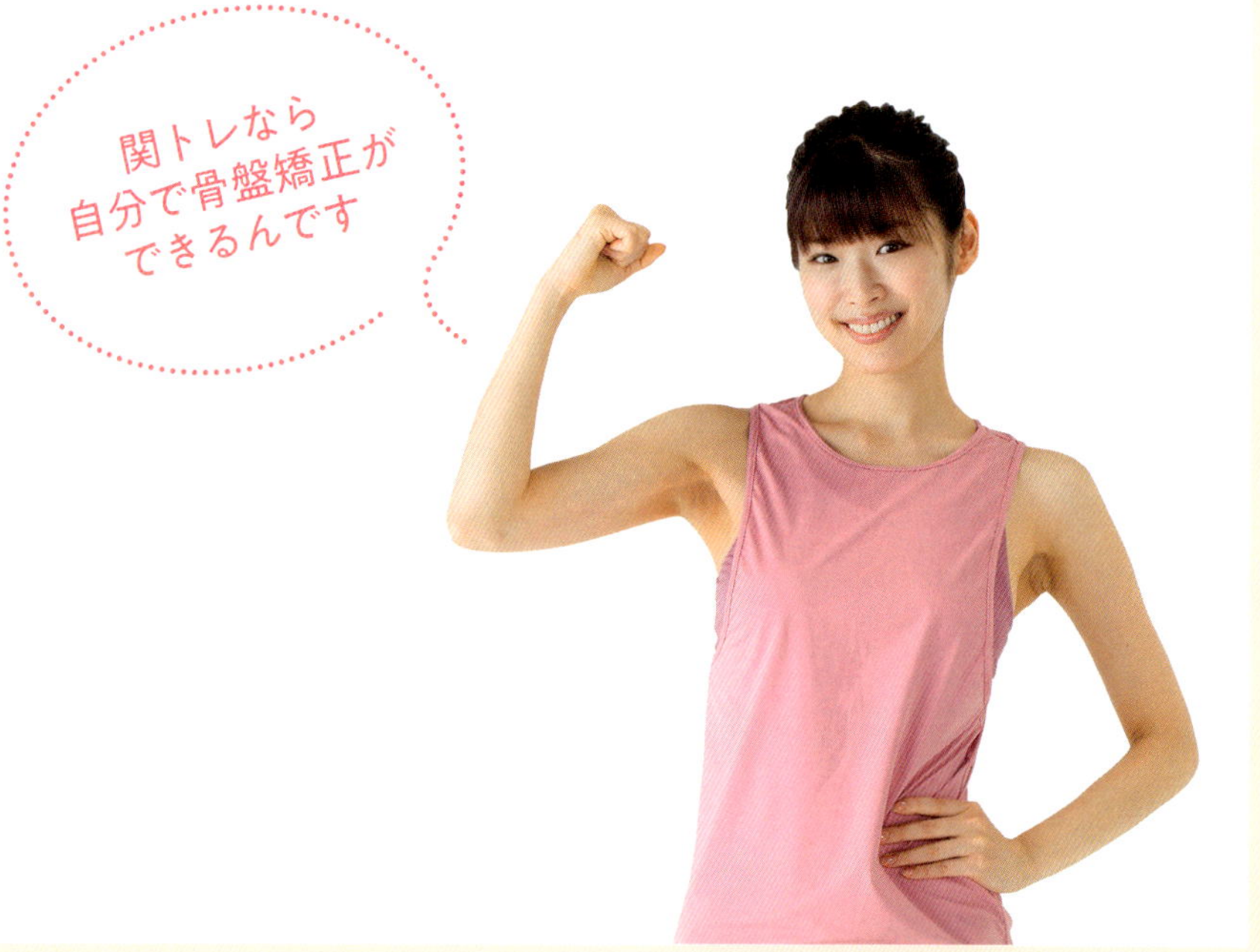

ケガなく運動できる

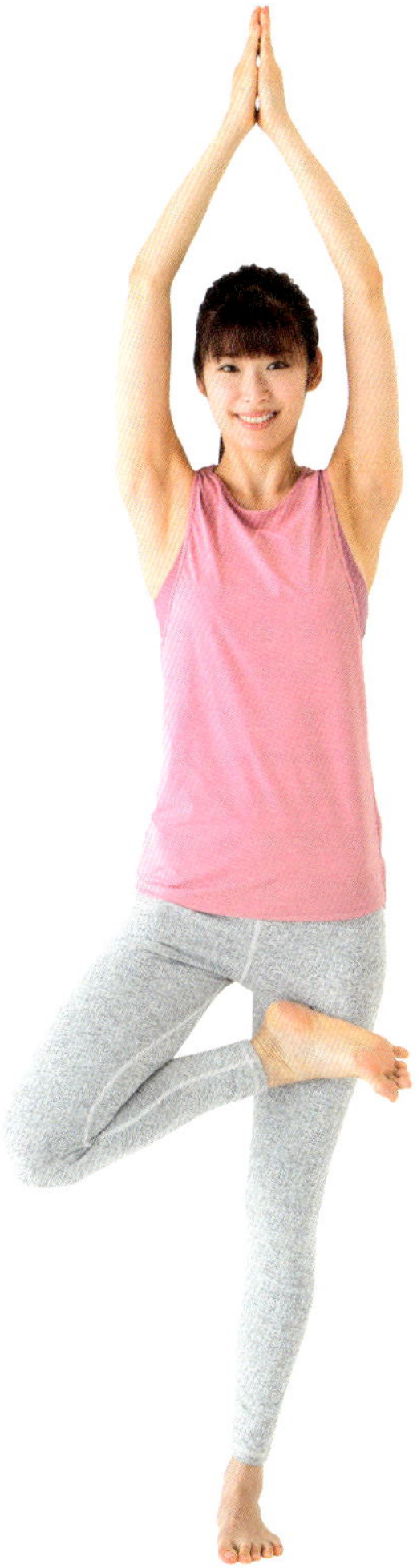

まずは関トレ。
そのあとに激しい運動や
筋トレをしよう

スポーツや運動でケガをする人は後を絶ちません。激しいスポーツに限らず、「健康のためのウォーキング」というレベルでも同じです。関節を守る筋力が低下したまま、大きな筋肉を動かすからです。大きな筋肉とは、体の外側にある筋肉（アウターマッスル）のことで、関節を大きく動かす力があります。そのため、関節を守る筋肉（12のサボリ筋）が弱いと、アウターマッスルを激しく動かしたときに関節に負荷がかかり、痛みが出るのです。運動を始める前には必ず関トレを。それがケガの予防だけでなく、技術の上達にも欠かせないのです。

普通の筋トレとは全然違うんです

関トレのコツ5

1 鍛える筋肉はひとつだけ

「ガンバリ筋」が動いてないか注意して！

何度も繰り返しますが、ひとつの関トレで鍛える筋肉はひとつだけです。パート2には筋肉のイラストを入れていますので、その筋肉だけに力を集中させて運動しましょう。

漠然とトレーニングをすると、ついうっかりガンバリ筋を動かしてしまい、サボリ筋は引き続き怠けてしまいます。それでは意味がありません。自分がいま動かしている筋肉はどこの筋肉なのか、それが本当に動いているのか、常に意識しながらトレーニングしましょう。

2

正しいフォームで

微妙な角度や向きの違いが大事なのです

ねらった筋肉だけを動かすためには、何よりも正しいフォームでおこなう必要があります。関トレは1回やっただけでも「痛みがとれた」「軽く動けるようになった」という人が多い運動です。にもかかわらず「1週間やっても効果が出ない」という場合は、フォームを間違えている可能性が高いと思います。トレーニングの説明ページには、正しいフォームとともに、NGポーズも紹介しています。NGポーズで何百回トレーニングしても、思った効果を得ることは不可能です。

3 最大限のパワーをこめる

脳から「動け！」の指令を引き出すために

筋力とは、筋肉の物理的な太さによって決まるだけではなく、脳からどれだけ多くの指令があるかによっても決まります。火事場のバカ力が出るのは、脳から筋肉に「動け！」という瞬間的な指令が出るからです。関トレでは、脳に「この筋肉には働いてもらわなくちゃ」と思わせるために、10秒間最大限の力を入れます。ただしこの命令は一時的なもの。筋肉の繊維を太くして物理的な筋力をつけるためには、継続が欠かせません。

4 「やってる感」を求めすぎない

効き目を実感しにくいこともあります

関節を守る筋肉がかなり弱っている人は、最初、少しむずかしく感じるかもしれません。サボリ筋に脳からの指令が届きにくくなっているので、「ここに力が入っている」と自覚しにくいのです。でも心配無用。筋肉の反応が薄くても、正しいフォームであれば効いています。最低でも1週間は毎日続けて、体の変化を見てください。注意したいのは、「やってる感」を求めてガンバリ筋に力をこめてしまうことです。それでは意味がありません。

5

ゆっくり呼吸しながら

呼吸を止めると心臓に負担がかかります

「最大限の力をこめて10秒間キープ」が関トレの基本ですが、このとき呼吸を止めて筋肉に力を入れる人がとても多いのです。これはＮＧです。息をこらえてしまうことで血圧が上がり、心臓に負担がかかります。力をこめるときは、ゆっくりと息を吐くといいでしょう。むずかしい場合には、普通に呼吸を繰り返すだけでも問題ありません。呼吸しながら運動することで、筋肉もしなやかにのびていきます。

痛いと感じるときは、どうする？

Q 運動後、関節周辺に痛みを感じる

A 筋肉痛の可能性大。続けましょう

関トレは、普段使わない筋肉に力をこめる運動ですから、筋肉痛が生じるのは当然のことです。強い筋肉痛になることもよくありますが、不安がらず継続しましょう。そのうち筋肉痛もおさまります。ただ、ひどく痛む場合は無理におこなう必要はありません。関トレをしてはいけないのは、骨折していて動かせないときや、炎症が強すぎて少し動かしても激痛が走るような場合のみ。それ以外は、様子をみながらでも継続していくことをおすすめします。

Q 関節に慢性的な痛みがある

A 痛みがあっても関トレで改善します

どんなに安静にしても、日常生活のさまざまな動作が関節に負担をかけるので、痛みはなかなか改善しません。しかし、関トレでサボリ筋が鍛えられると、日常動作での負担が軽減し、痛みそのものも消えていきます。慢性的な痛みのある人でも、１～２週間で痛みが軽減するケースが一般的です。痛みがあるときにこそ、関トレの効果が実感できるはず！

Q 関トレをすると「ズキン！」という強い痛みがある

A すぐに運動を中止し、フォームの確認を

動かしている筋肉が痛む、いわゆる筋肉痛であれば問題ありませんが、それ以外の強い痛みがあるなら、まずは運動を中止して正しいフォームなのかを確認します。正しいのに痛む場合は少しお休みして、痛みの出ない関トレから実践するといいでしょう。完全にやめてしまうのではなく、様子をみながら試してみて、大丈夫そうであれば再開を。

関トレ

実践編

関節を守って安定させる
12 の筋肉のトレーニング。
筋肉のイラストや動きの写真を
確認しながら正しいフォームで
実践しましょう。

part 2

関トレの進め方

ひとつの関節につき、鍛えるべき筋肉は２つあります。必ず２つセットでおこないましょう。最初は１回ずつでもかまいませんが、慣れてきたら１つの体操につき３回ずつやれれば理想的です。自分の体と相談しながら、無理のない範囲でがんばって！

悩みのある関節の運動から始めよう

ひとつの関節に対して、
必ずAとB２つの運動をしよう

1回10秒間。この10秒に最大限の
パワーをこめよう

慣れたら回数と運動の種類を増やそう

時間帯はいつでもいいが、朝がベスト

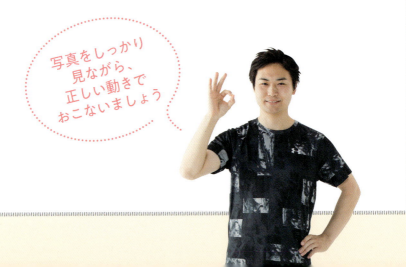

写真をしっかり
見ながら、
正しい動きで
おこないましょう

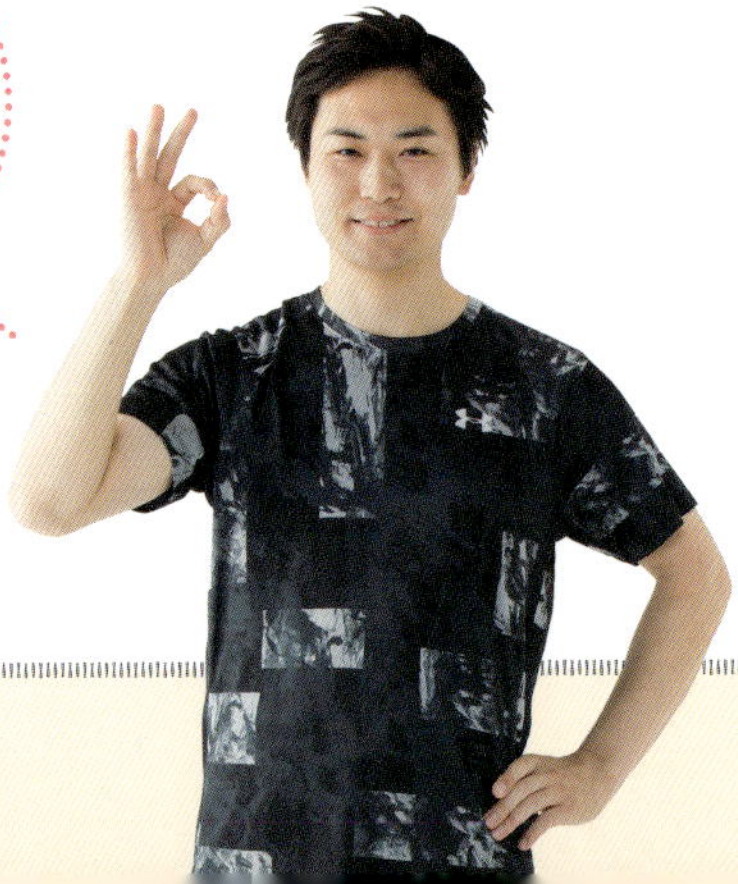

LESSON

1

ひざ痛を治す！
ひざの関トレ

ひざの悩みは深刻です。なぜなら整形外科でも治療院でも、完全に治すことがむずかしいからです。治療して一時的によくなってもまた痛んで治療する、を繰り返すため、ひざの筋肉の組織はもろくなり、関節の変形も進みます。

唯一の根本的な治療は、ひざのサボリ筋を鍛えることです。ひざ関節にはいくつもの筋肉や腱や靭帯がかかわっていますが、もっとも弱りやすく、痛みの原因をつくるのが内転筋と内側ハムストリングス。これらをしっかり鍛えれば、痛みが消えるだけでなく、重度でなければ変形すら改善していくのです。

ひざの
サボリ筋
A

太もも内側の筋肉

内転筋《ないてんきん》

サボリ度★★★★

内転筋は、大内転筋、長内転筋、短内転筋などの筋肉の総称。股関節とひざ関節をつなぐようにのびていて、ももを内側に動かす役割を果たす。普段の生活ではあまり使われないため弱りやすい。ここが弱ると、いすに座ったときにひざがパッカーンとあいたり、女性の場合は尿もれの原因になったりする。

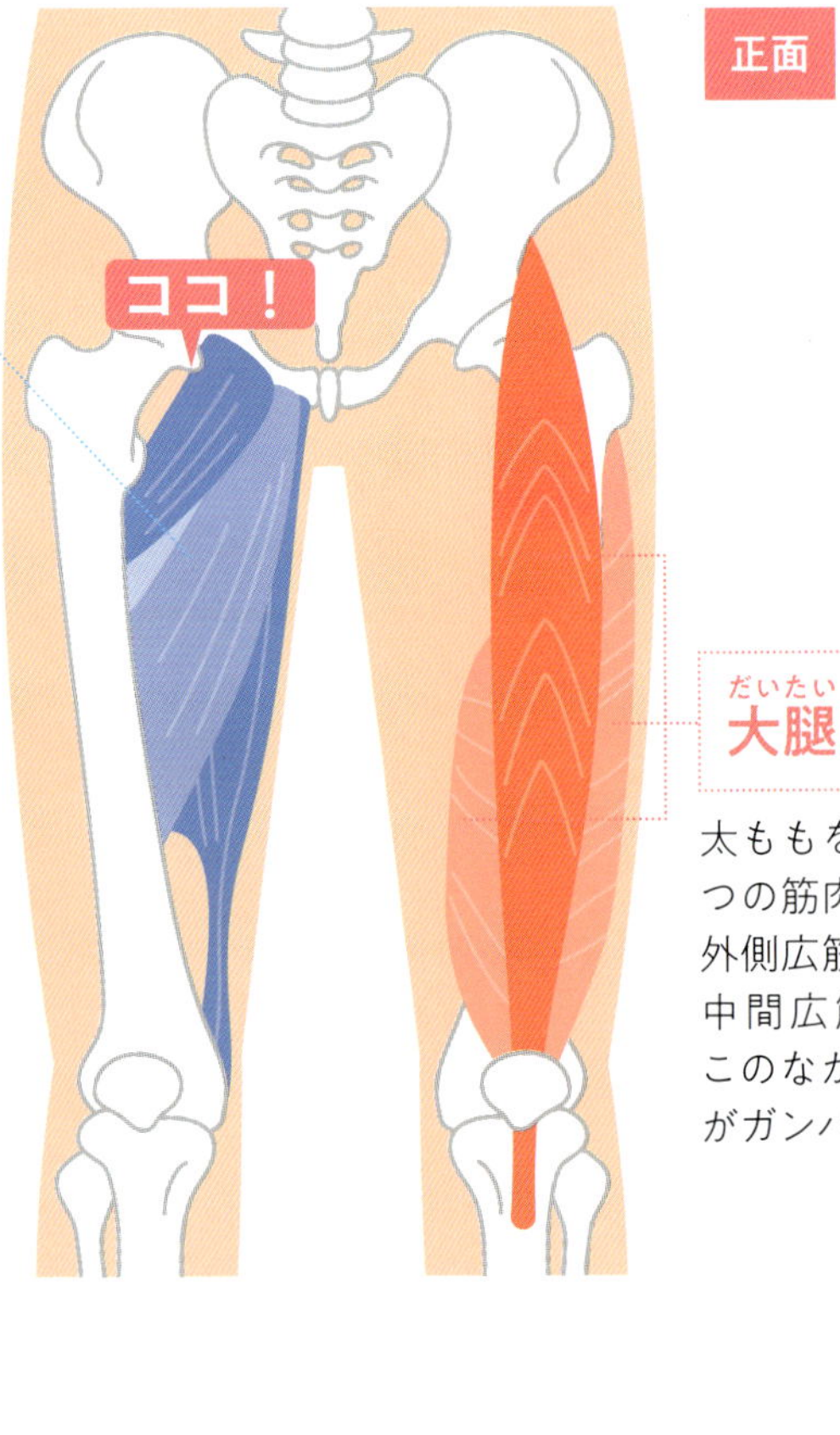

サボリ筋

内転筋群

股関節からひざまでをつなぐ筋群。

ガンバリ筋

大腿四頭筋《だいたいしとうきん》

太ももを形成する4つの筋肉（大腿直筋、外側広筋、内側広筋、中間広筋）の総称。このなかの外側広筋がガンバリ筋となる。

内転筋が弱ることで大腿四頭筋の外側広筋の力が勝ってしまい、足の外側に負担がかかりやすくなる。

ひざの

サボリ筋

B

太もも後ろ・内側の筋肉

内側《ないそく》ハムストリングス

サボリ度★★☆☆

ハムストリングスは太ももの裏側の筋肉群のことで、走るときに不可欠な筋肉と言われる。なかでも内側の２つの筋肉を内側ハムストリングス（内ハム）と呼ぶ。歩くときにひざが受ける地面からの衝撃を吸収してやわらげる役割があるので、内ハムがサボるとひざへのダメージが大きくなる。

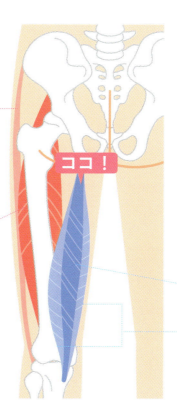

後ろ

ガンバリ筋

大腿筋膜張筋《だいたいきんまくちょうきん》

太ももの外側にあり、ひざや股関節を外側で支える筋肉。

大腿四頭筋

サボリ筋

内側ハムストリングス

ハムストリングスの中でも内側に位置する２つの筋肉が“内ハム”。

半腱様筋《はんけんようきん》

半膜様筋《はんまくようきん》

ひざを曲げる筋肉・内ハムが衰えると、のばす筋肉の大腿直筋（大腿四頭筋）が働きすぎ、ひざがのびた状態で歩くことに。

ひざ関トレ Ⓐ

【内転筋トレーニング】片尻アップのポーズ

背中を床につけたまま、寝返りを打つように片方のお尻を持ち上げるポーズ。股関節を内側に締めるように意識して！

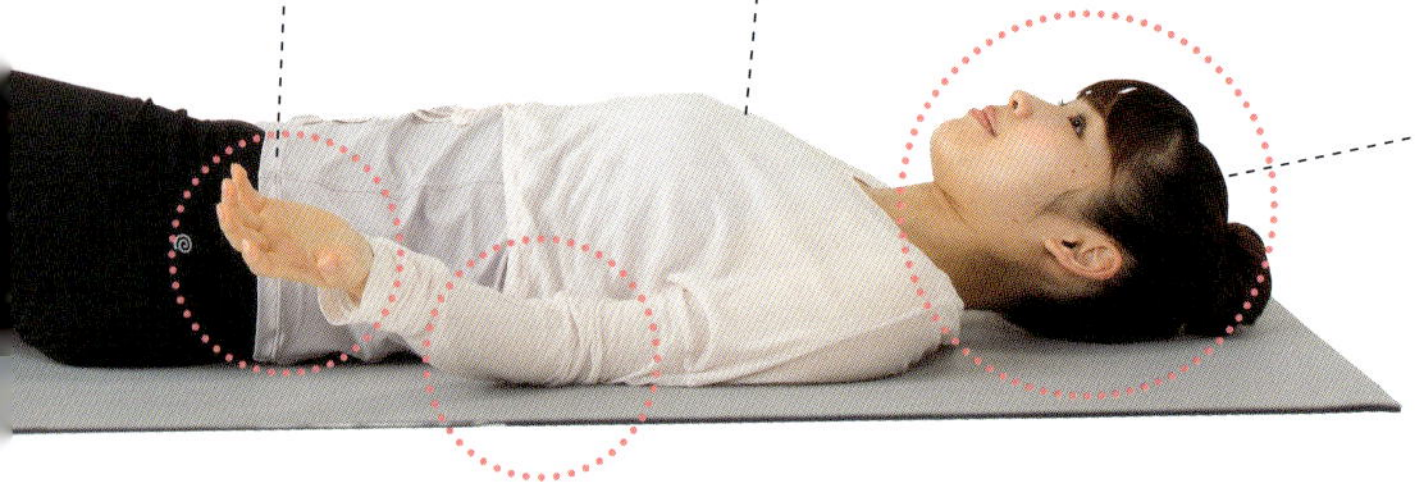
手のひらは上
反対の手は自然にのばす
顔は上を向く
ひじを軽く曲げて床につける

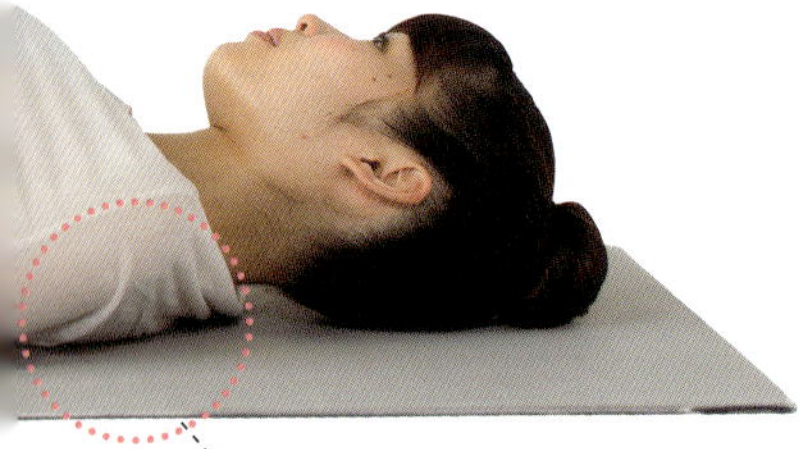
肩や背中は床につけたまま

1 仰向けに寝て、両足を腰幅に広げる。左足のひざを軽く曲げて、つま先を内側に向け、足の親指が床につくくらいまで倒す。

2 ひじとかかとを支点にしながら、左側のお尻を床から持ち上げる。内ももに力をこめて10秒間キープする。

3 反対の足も同様に。

かかととひじを支点にして
片方のお尻だけをグンと上げて

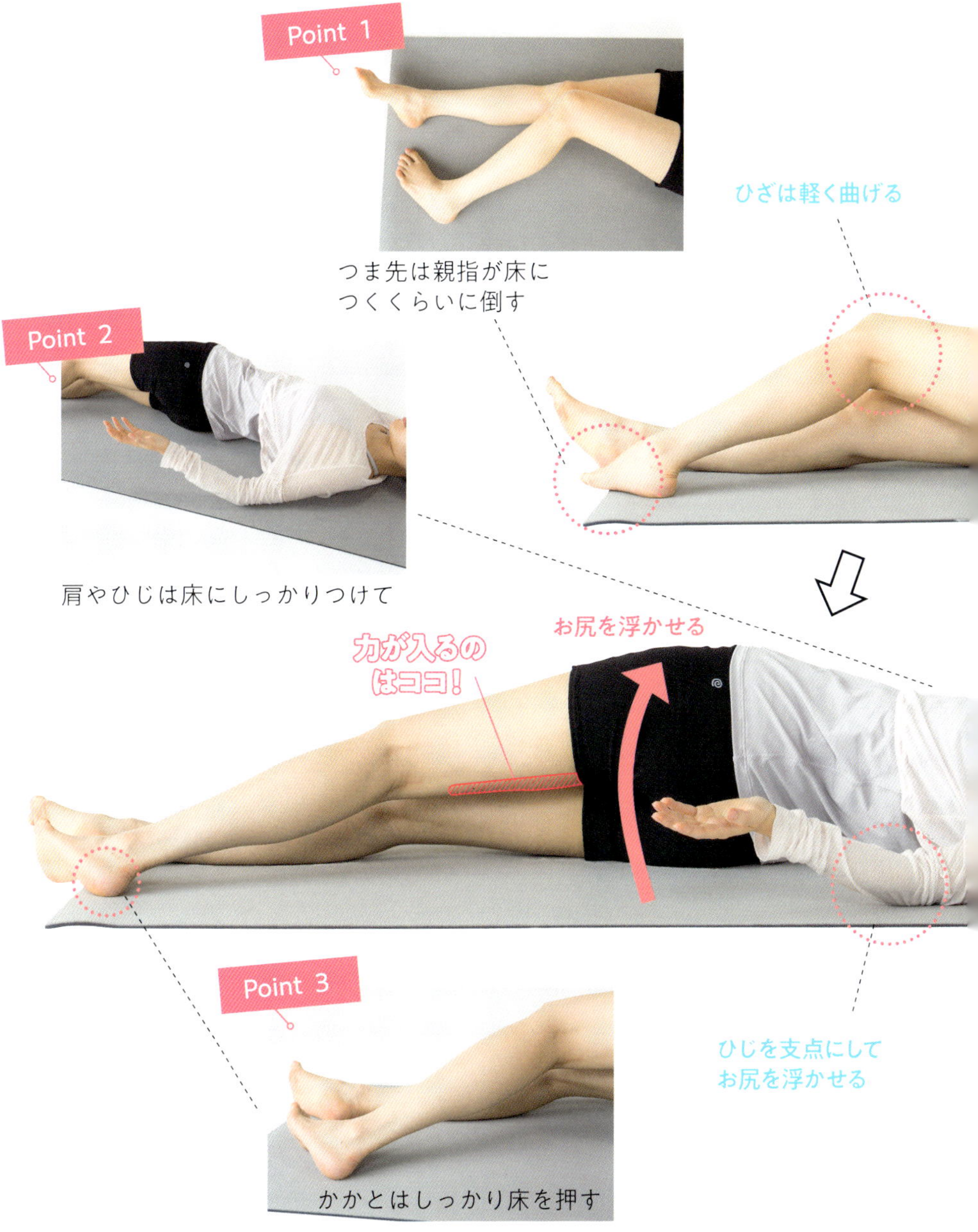

【 内転筋関トレ 重要ポイント 】

腰を上げたとき、内転筋だけに力が入っているかを意識！

NG! ももの外側がかたくなっていたら間違い！

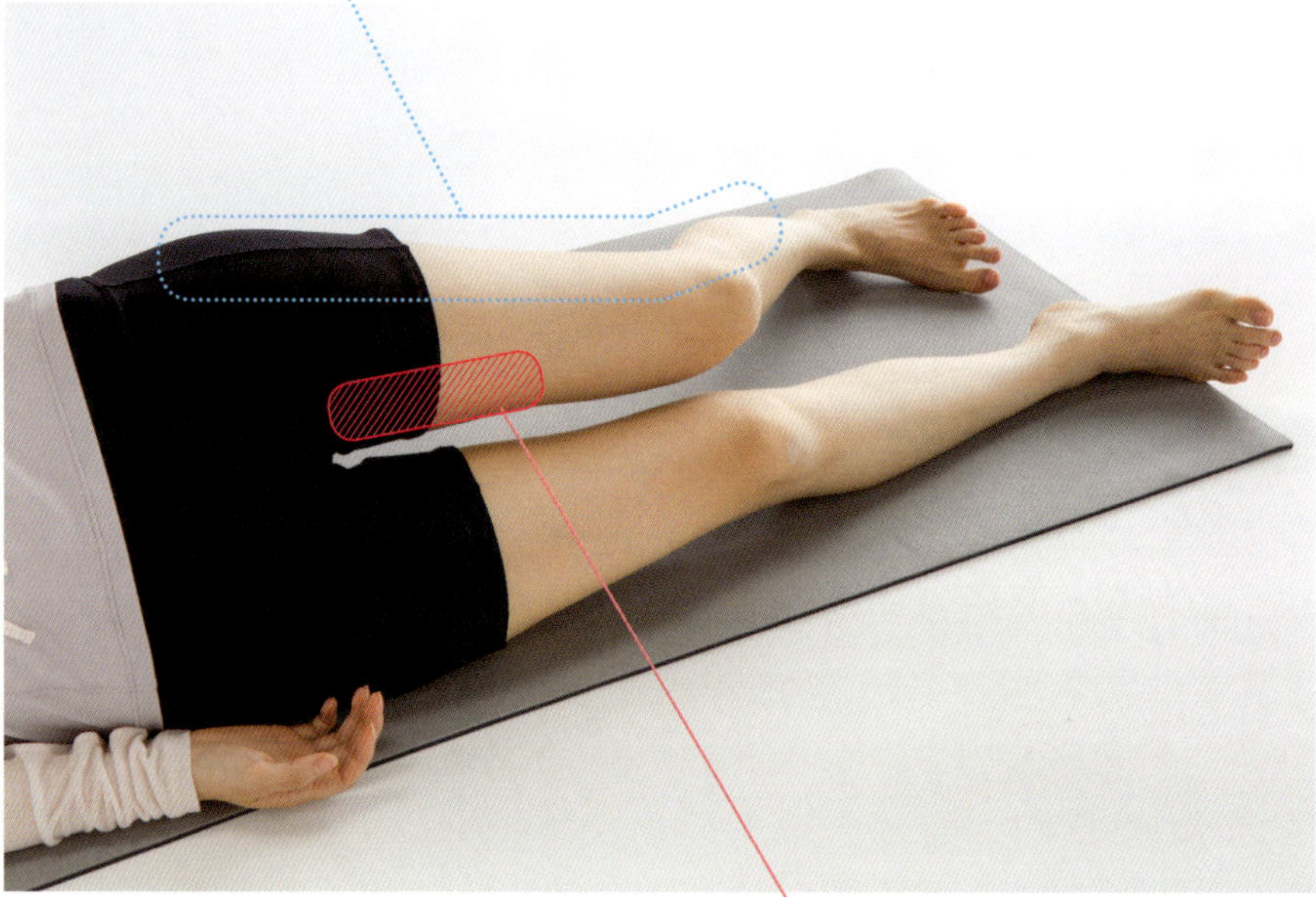

ももの内側の力だけを使って、お尻を持ち上げる。ももやふくらはぎの外側に力が入っている場合は、フォームが間違っているので確認しよう。

OK 内転筋

ここに力が入っていれば成功！

NGポーズに気を付けて

つま先が内側を向いていない

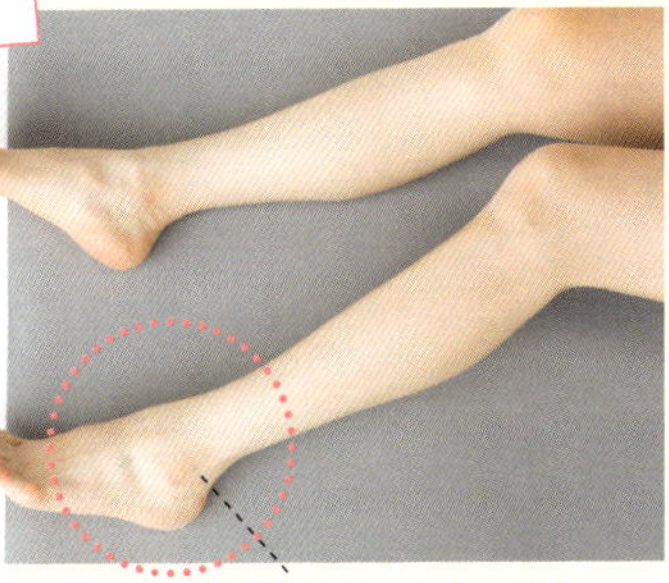
NG
足首がのびている!

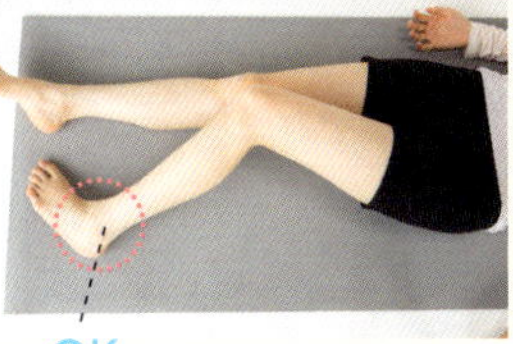
OK
OK

足首がのびていると、ももの外側に力が入りやすい。つま先は親指が床につくくらい倒す。

ひざが曲がりすぎている

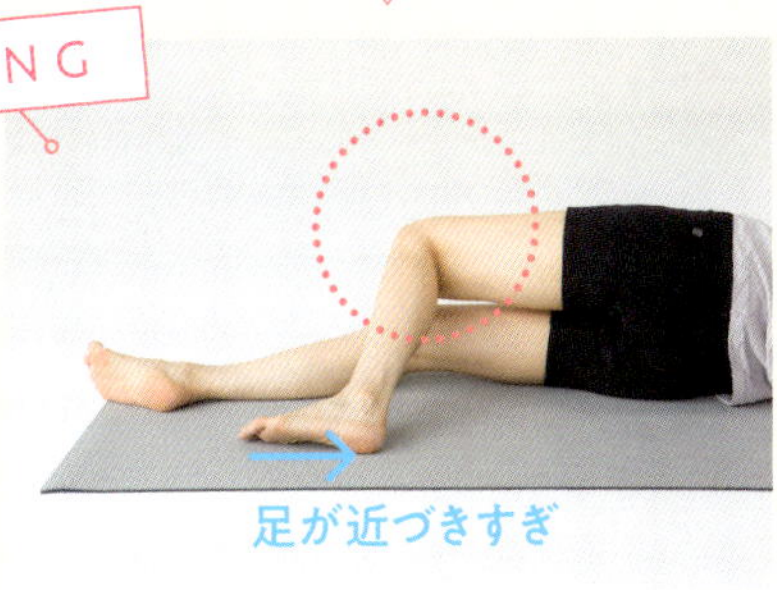
NG
足が近づきすぎ

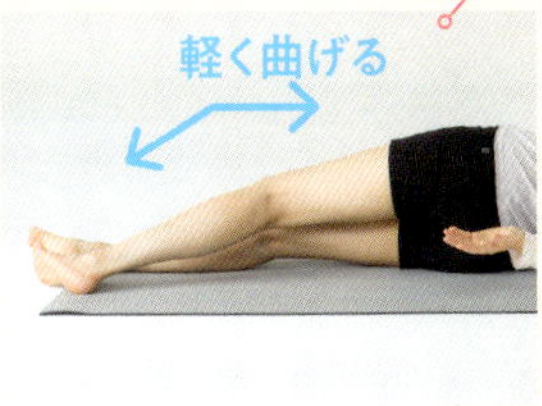
OK
軽く曲げる

ひざが曲がりすぎると、内ももではなく、足全体の力でお尻を持ち上げてしまう。

胸が浮いている

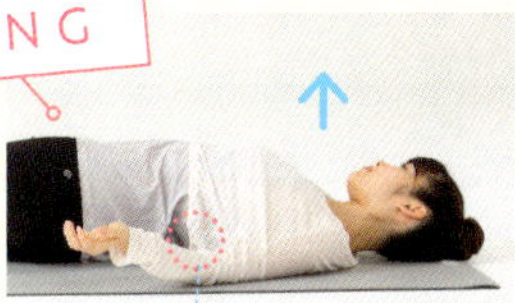
NG
背中と床にすき間が

胸が持ち上がってしまうと、腰が浮きにくくなる。背中は床につけて。

ひじがのびている

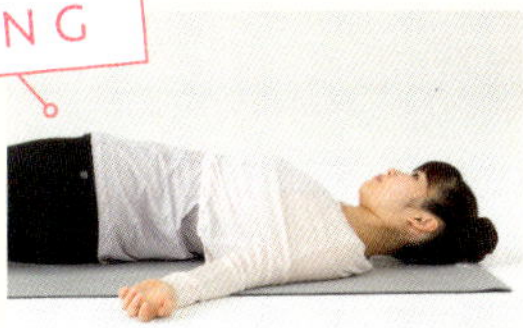
NG

ひじがのびると、内ももではなく腰などに力が入りがち。

ひじが曲がりすぎている

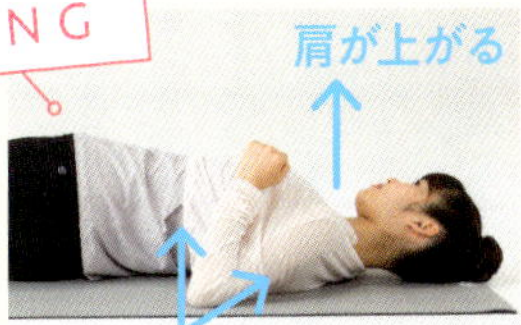
NG
肩が上がる
曲がりすぎ

ひじが鋭角になっていると、上半身の力でお尻を持ち上げてしまう。

ひざ関トレ B

1 両ひざを開いて座り、
右足のつま先を上に向ける。

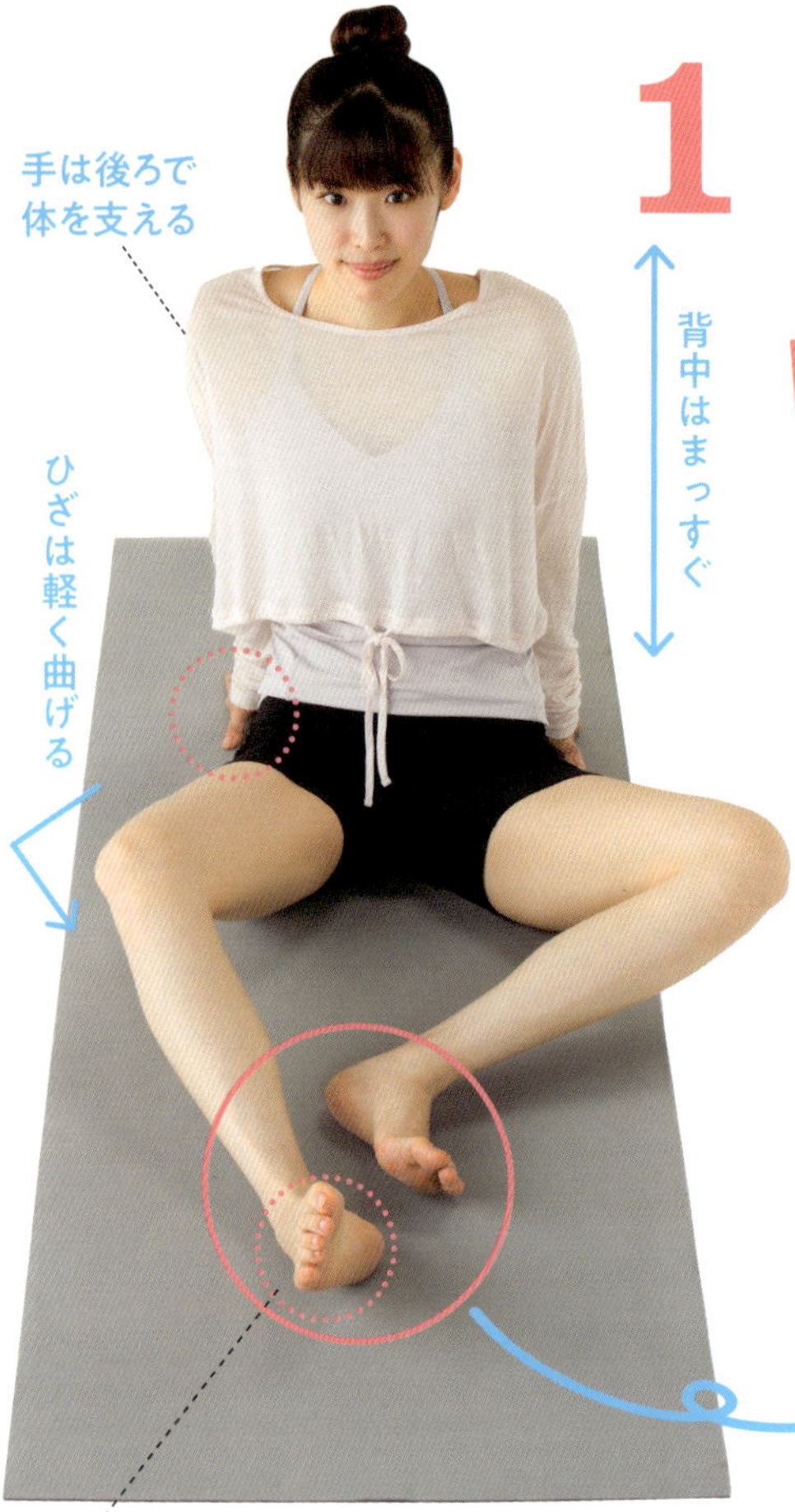
手は後ろで
体を支える
背中はまっすぐ
ひざは軽く曲げる
つま先を立てる

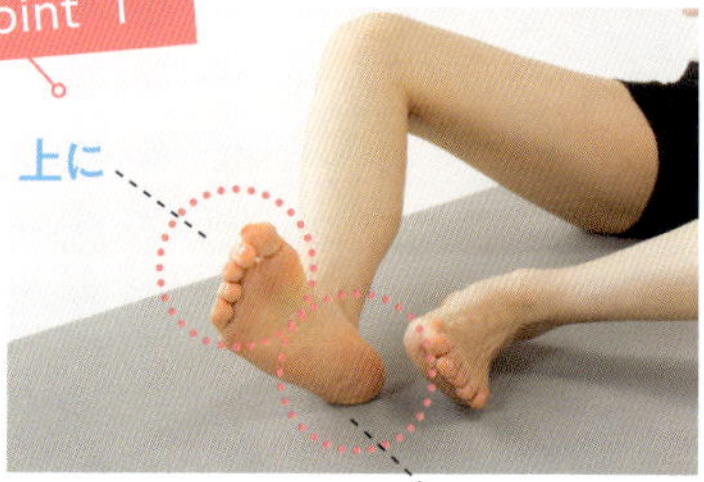
Point 1
上に
かかとは床に

片足のつま先
だけを上に向ける

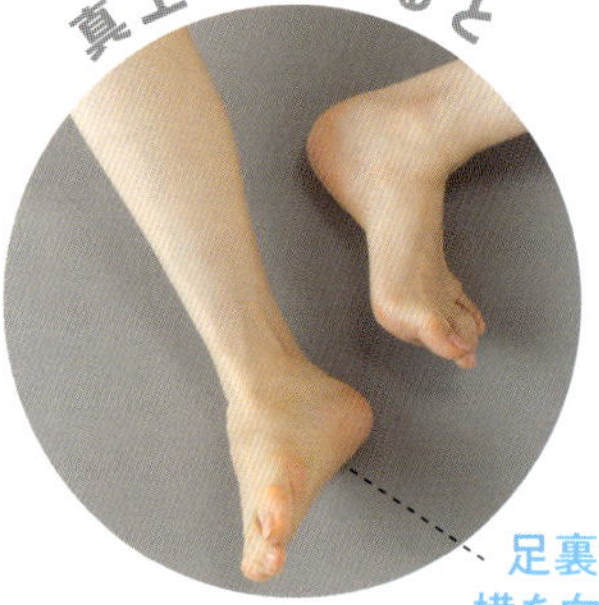
真上から見ると
足裏は
横を向く

【“内ハム”トレーニング】
かかとをギュッ！

動こうとする足を、もう片方の足で押さえるトレーニング。“内ハム”
に正しく負荷をかけるには、動かす足のひざの高さに注意。

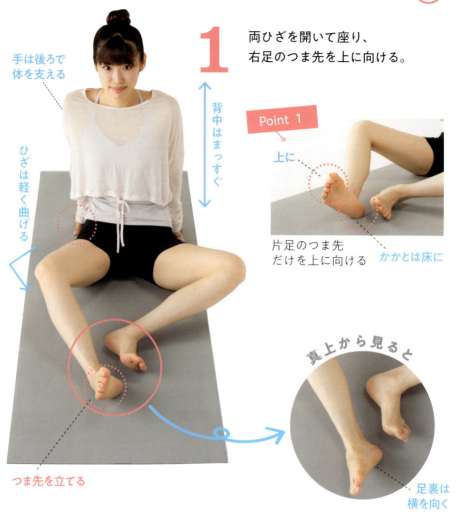

2

右ひざを曲げてかかとを引き寄せつつ、左足で阻止する。
右足に最大限力を入れた状態で10秒キープ。

3

反対の足も同様に。

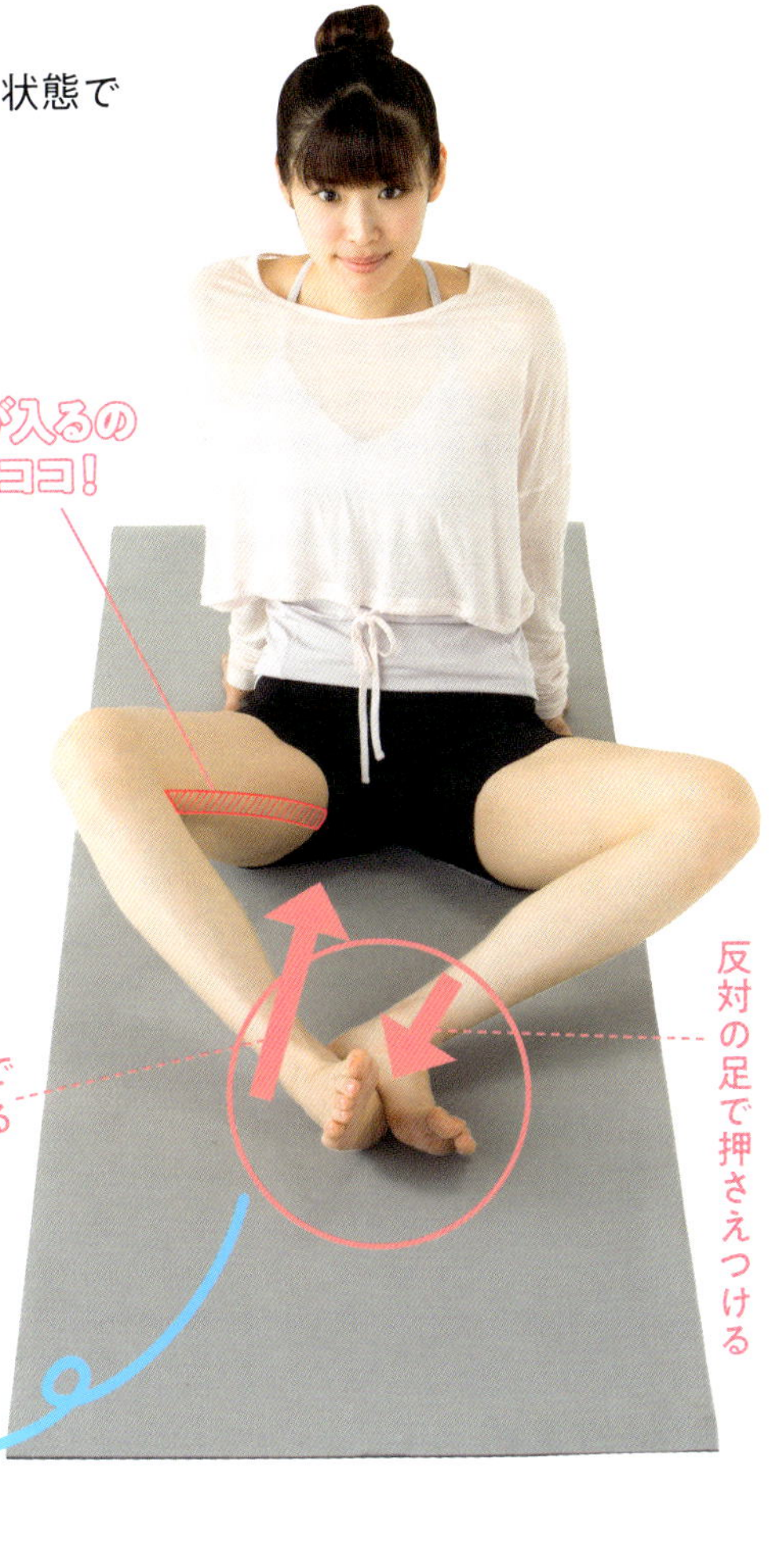

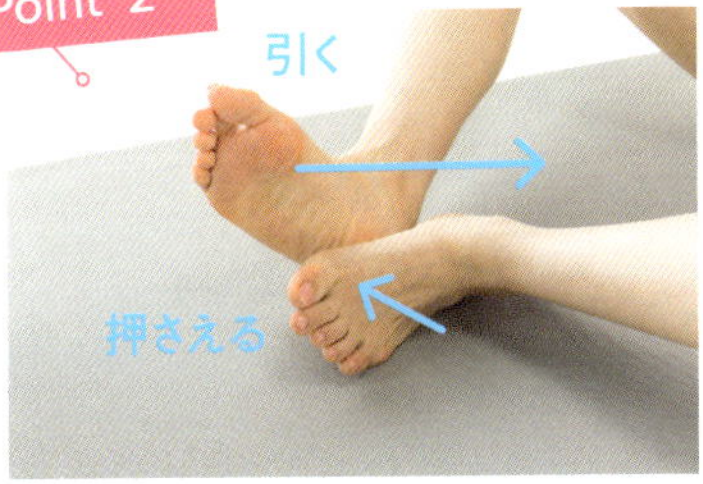

片足の動きを反対の足でロック

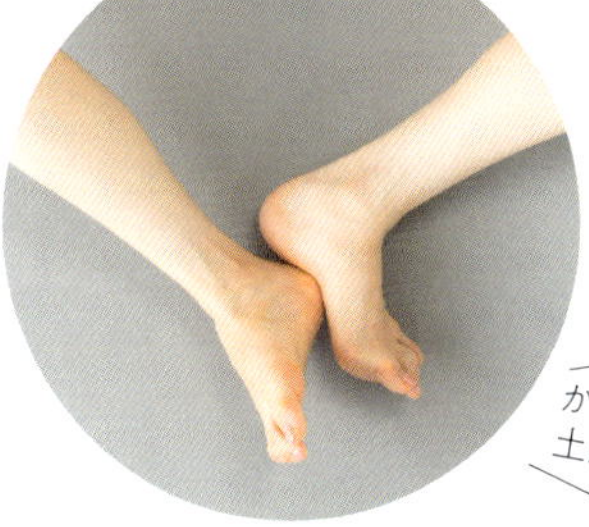

引き寄せた足のかかとを
反対の足でブロック。
ももの内側裏面はプルプルしてる？

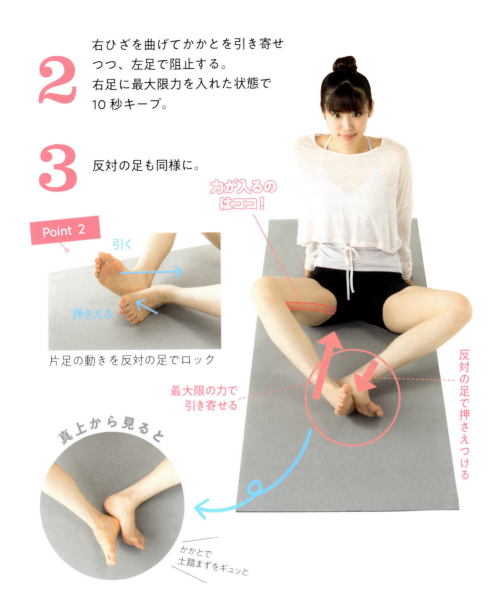

【 内ハム関トレ 重要ポイント 】

つま先を上げなくちゃ 内ももに力は入らない

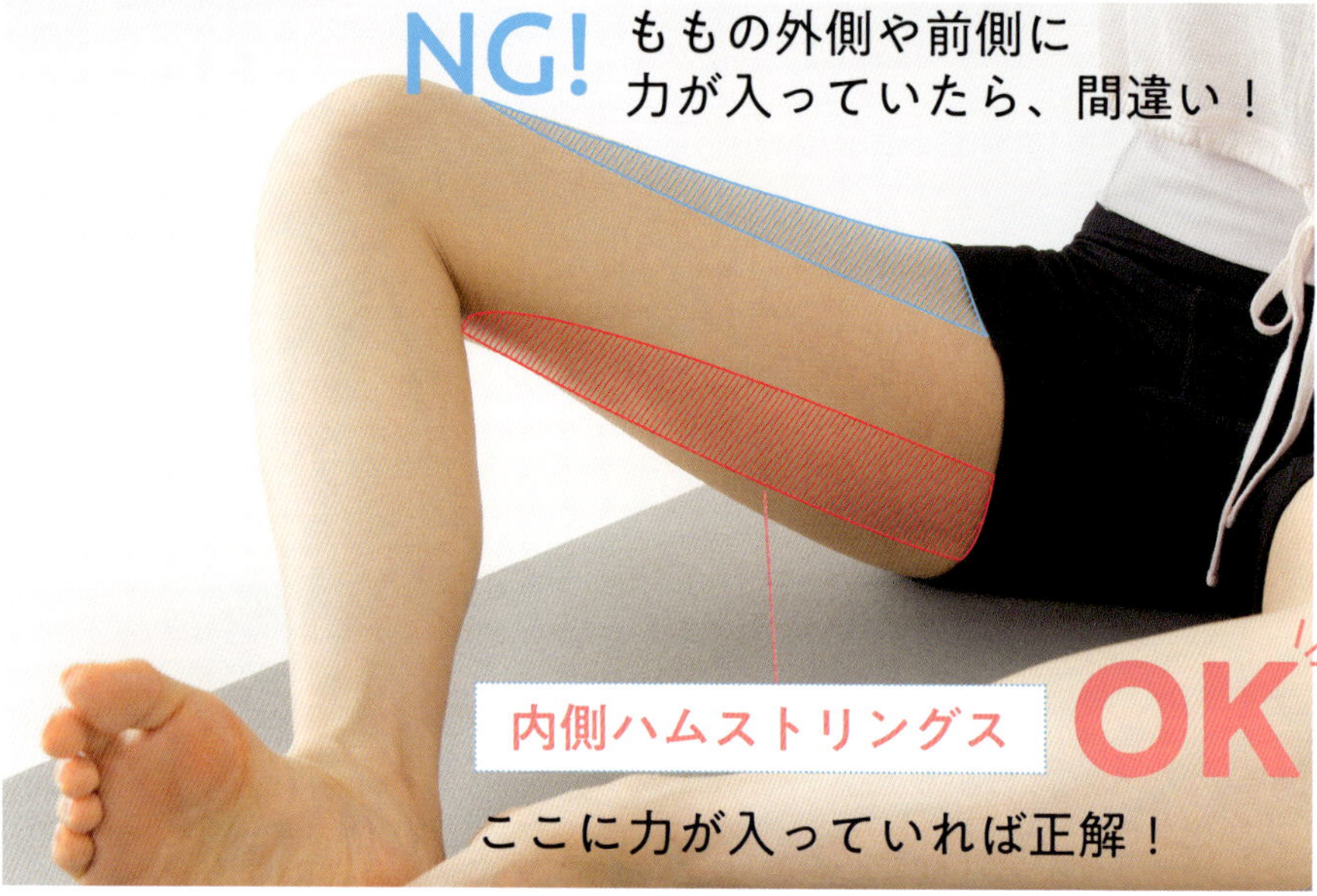
NG!
ももの外側や前側に
力が入っていたら、間違い！
内側ハムストリングス
OK
ここに力が入っていれば正解！

力を入れているときに、ももの内側の筋肉を触ってみて。ここがちゃんとかたくなっていれば問題なし。

つま先が上がっていない

NG

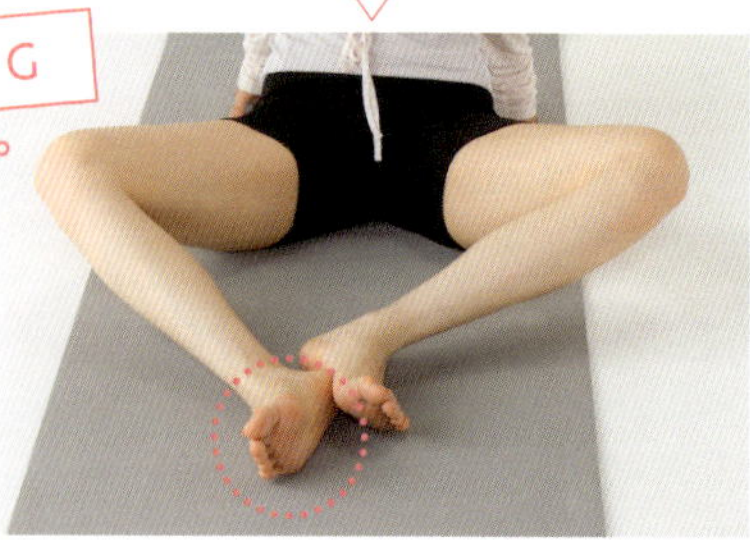

力を入れる足のつま先が寝ると、外ももなどに力が入ってしまう。

ひざが高すぎる

NG

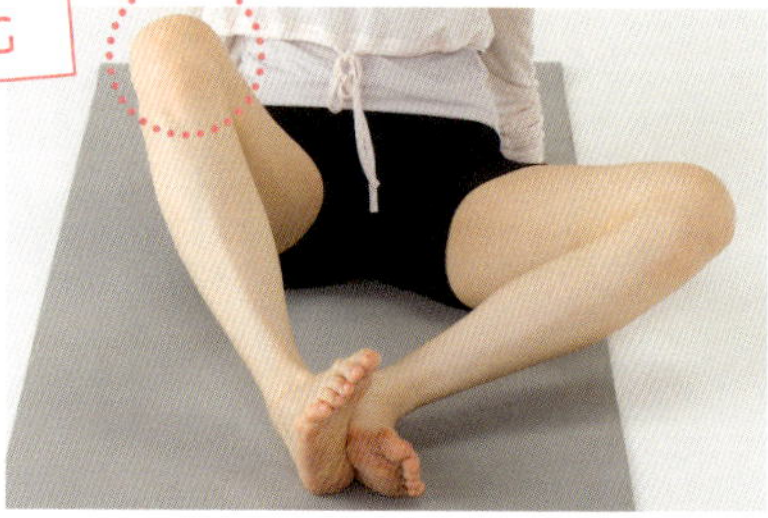

ひざが高すぎると、ももの前側に力が入ってしまう。

LESSON 2

腰痛を治す！
腰（股関節）の関トレ

背骨の中の腰椎という5つの骨が積み重なった部分が「腰」です。しかし、動くときは常に股関節と連動しているので、関トレでは腰と股関節はコンビでとらえています。

腰痛の原因は股関節にあることが多いものです。股関節を守る筋肉がサボると、腰周辺のガンバリ筋に負担がかかってしまいます。筋肉がかたまり、血行も悪くなると、温めてもマッサージしても痛みやダルさは改善しません。根本からラクにする唯一の方法は、サボリ筋を鍛え、ガンバリ筋を休ませることです。筋肉中の血行がよくなり、慢性腰痛も改善します。

腰の

サボリ筋

A

骨盤の内側を通る筋肉

腸腰筋《ちょうようきん》

サボリ度★★☆☆

骨盤の内側を通って、骨盤と大腿骨をつなぐ腸腰筋。歩いたり、階段を上ったりするときに足を前に振り出す役割がある。腰の前部分は腸腰筋が、後ろ部分は腹横筋が守っているので、腸腰筋が弱ると反り腰になり、腹横筋が弱ると腰が丸くなる。腹横筋はよくサボるので、腸腰筋が働きすぎてかたくなりやすい。

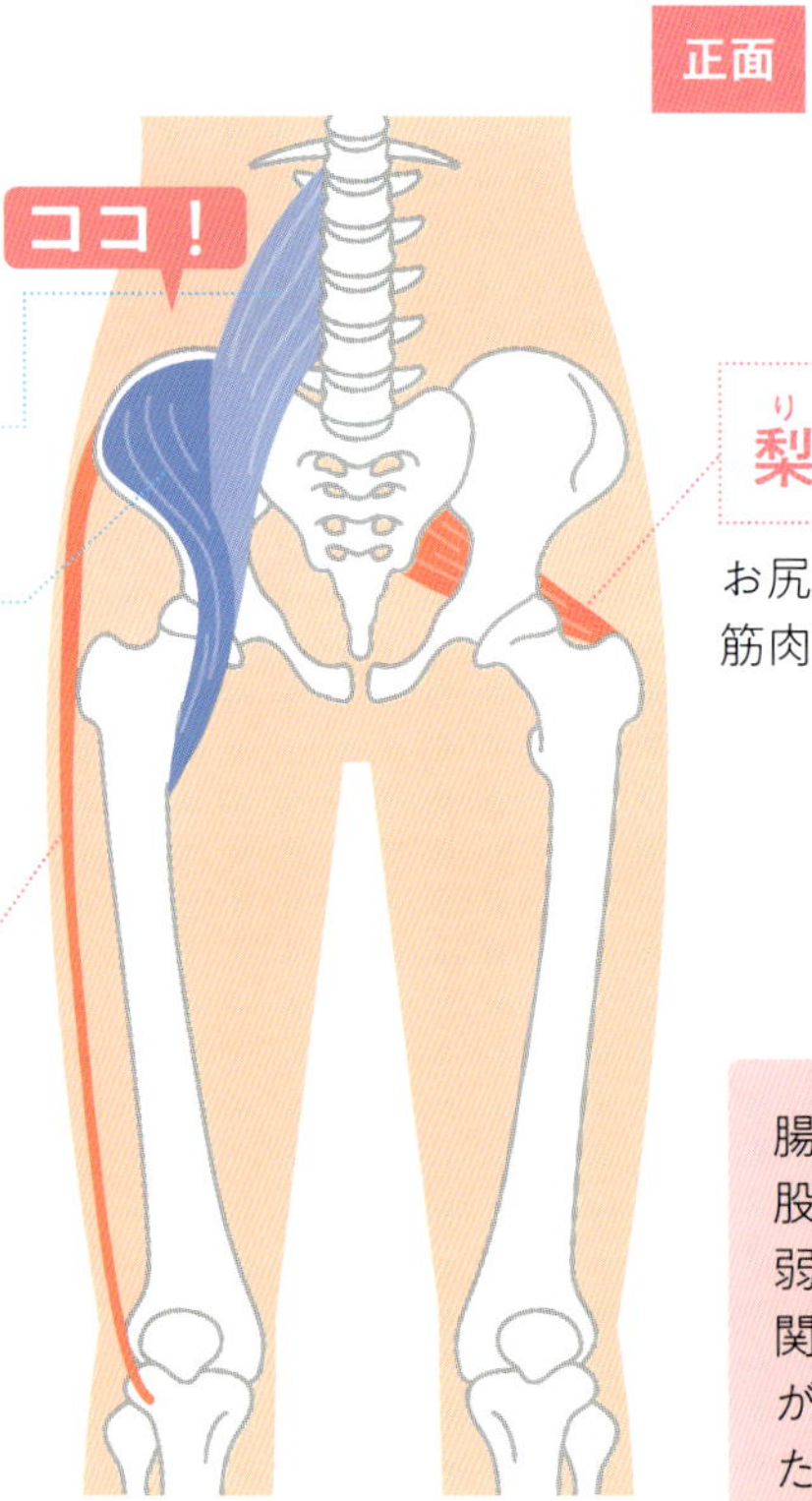

サボリ筋

腸腰筋

大腰筋《だいようきん》

腸骨筋《ちょうこつきん》

腰の深い部分に位置する２つの筋肉の総称。股関節を開く働きがある。

ガンバリ筋

梨状筋《りじょうきん》

お尻の深い部分にある筋肉。

ガンバリ筋

大腿筋膜張筋《だいたいきんまくちょうきん》

骨盤上部からひざにつながる筋肉。

腸腰筋がサボると股関節を開く力が弱くなるので、股関節を閉じる筋肉が強く働く。そのため内股や反り腰になりやすい。

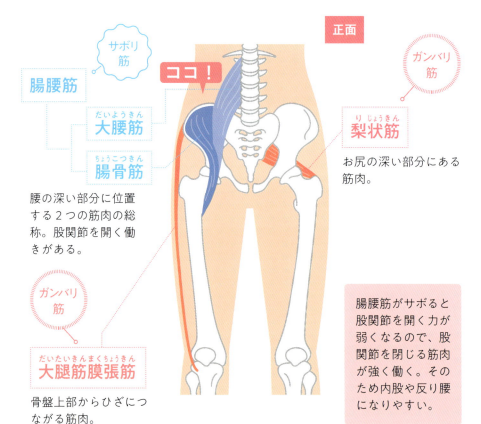

腰の

サボリ筋

B

もっとも深部にある腹筋

腹横筋《ふくおうきん》

サボリ度★★★★

腹横筋は、内臓を収めている「腹腔《ふくくう》」をコルセットのように覆っている筋肉。内臓を安定させ、姿勢を正しく保ってくれる。腹式呼吸で息を吐くときに使われる筋肉でもあるので、ここを鍛えることで深い呼吸ができるようになる。しかもおなかがヘコみ、ウエストにくびれができる効果も。

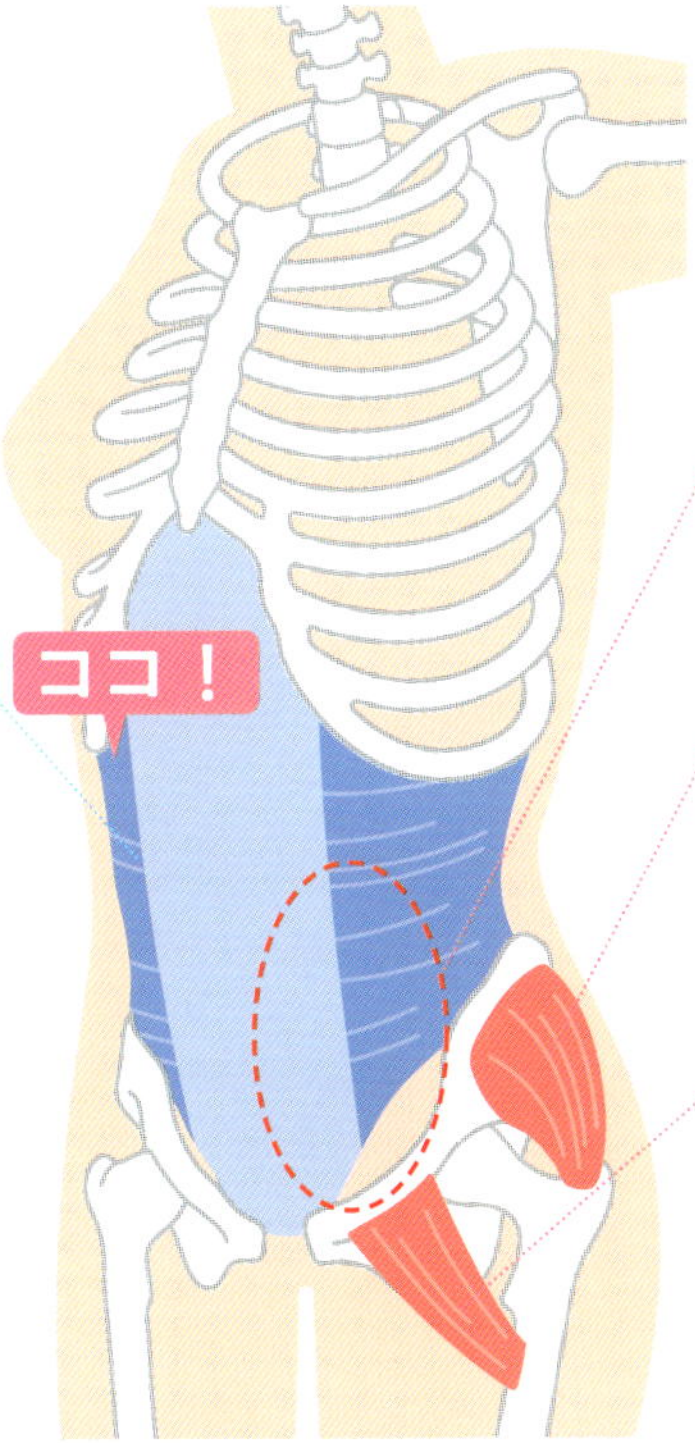

サボリ筋

腹横筋

腹筋の中でもっとも深い部分にある筋肉。

ガンバリ筋

腸腰筋

中殿筋《ちゅうでんきん》

骨盤の外側に位置するお尻の筋肉。

恥骨筋《ちこつきん》

恥骨と大腿骨をつなぐ筋肉。

腹横筋がサボると、上半身の重さが腰や股関節の筋肉にのしかかってくるので、骨盤周辺の筋肉に負荷がかかる。

腰関トレ Ⓐ

【腸腰筋トレーニング】正方形のポーズ

股関節を曲げることで腸腰筋を一気に収縮させ、やわらかさを取り戻す運動。体幹を曲げず上半身を傾けることで股関節に力が入る。

1 背すじをのばし、両ひざを開いて座る。両足の裏を合わせ、太ももとすねで正方形をつくるようにする。

Point 1

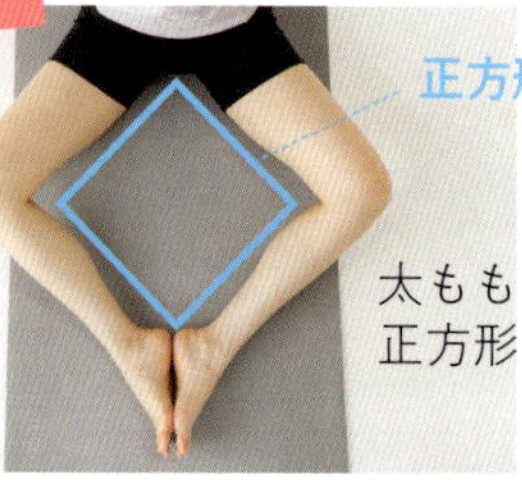

正方形

太ももとすねで正方形をつくる

NG

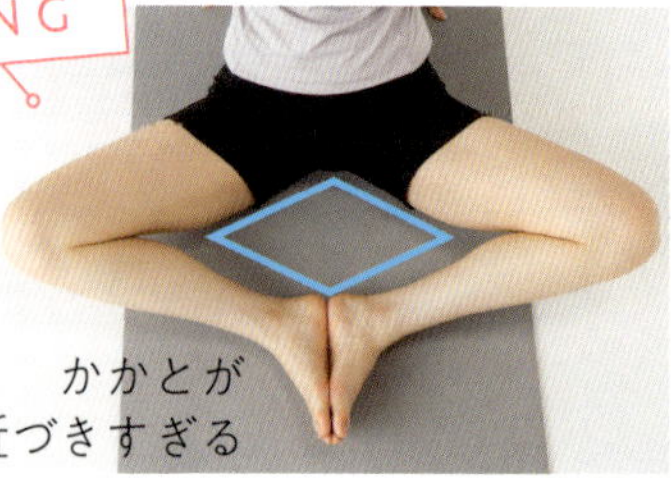

かかとが近づきすぎる

股関節がかたい人は、かかとをもっと離してもよい。

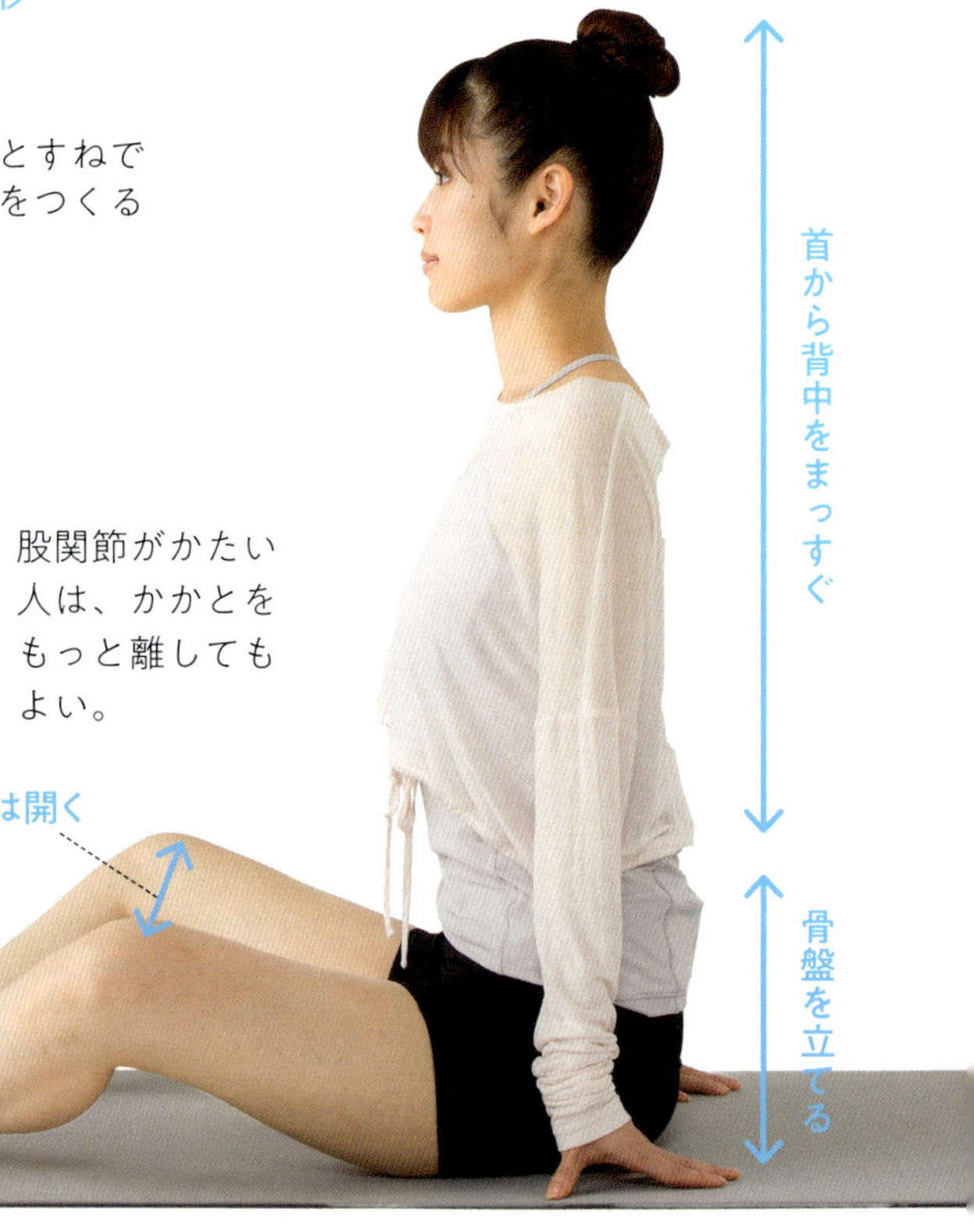

首から背中をまっすぐ
ひざは開く
足裏を合わせる
骨盤を立てる

足で正方形をつくり
背中をのばしたままで前傾。
骨盤から倒すイメージで

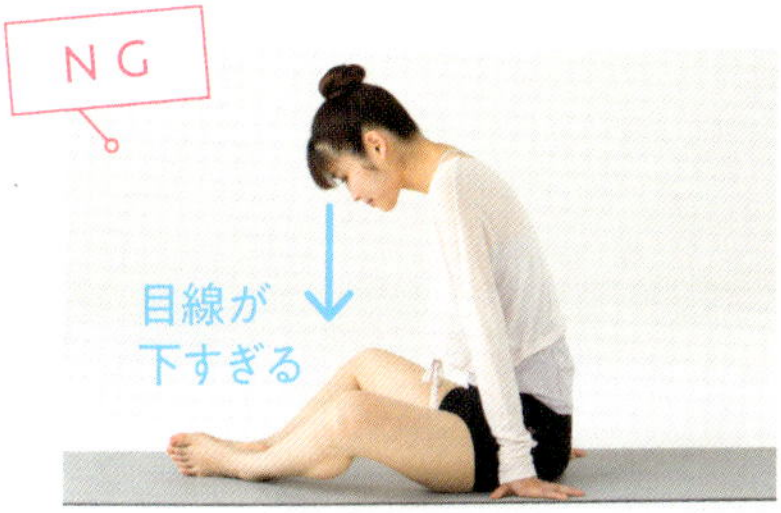
NG
目線が
下すぎる

目線が下がると腰が丸くなり、股関節だけを曲げることができない。

2 骨盤を立てたまま、へそを前に出し、胸をかかとにつけるように上半身を力いっぱい前傾させる。股関節に力を集中させて 10 秒間キープ。

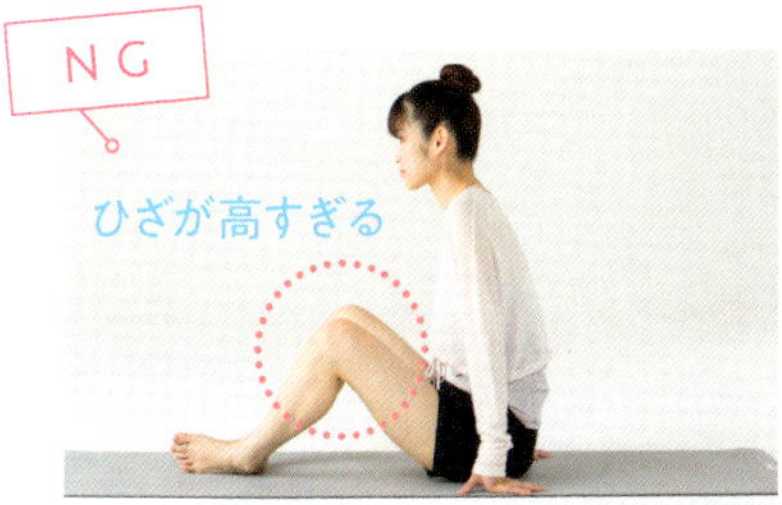
NG
ひざが高すぎる

正しく力が入らないので、股関節がかたい人は P51 のやり方で。

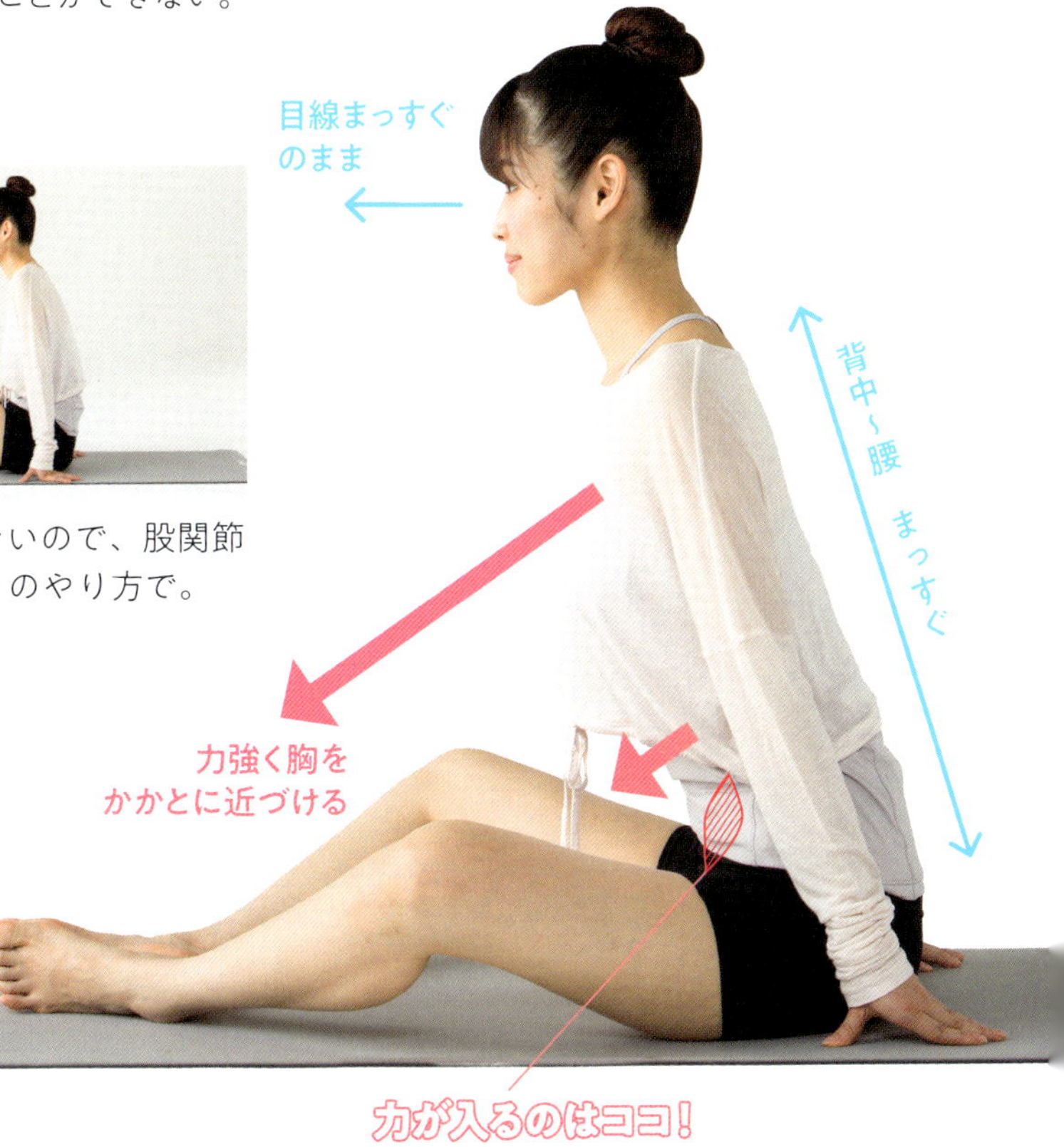
目線まっすぐ
のまま
背中～腰　まっすぐ
力強く胸を
かかとに近づける
力が入るのはココ！

【腸腰筋関トレ
重要ポイント】

股関節のつけ根の筋肉を意識し力いっぱい前傾姿勢を

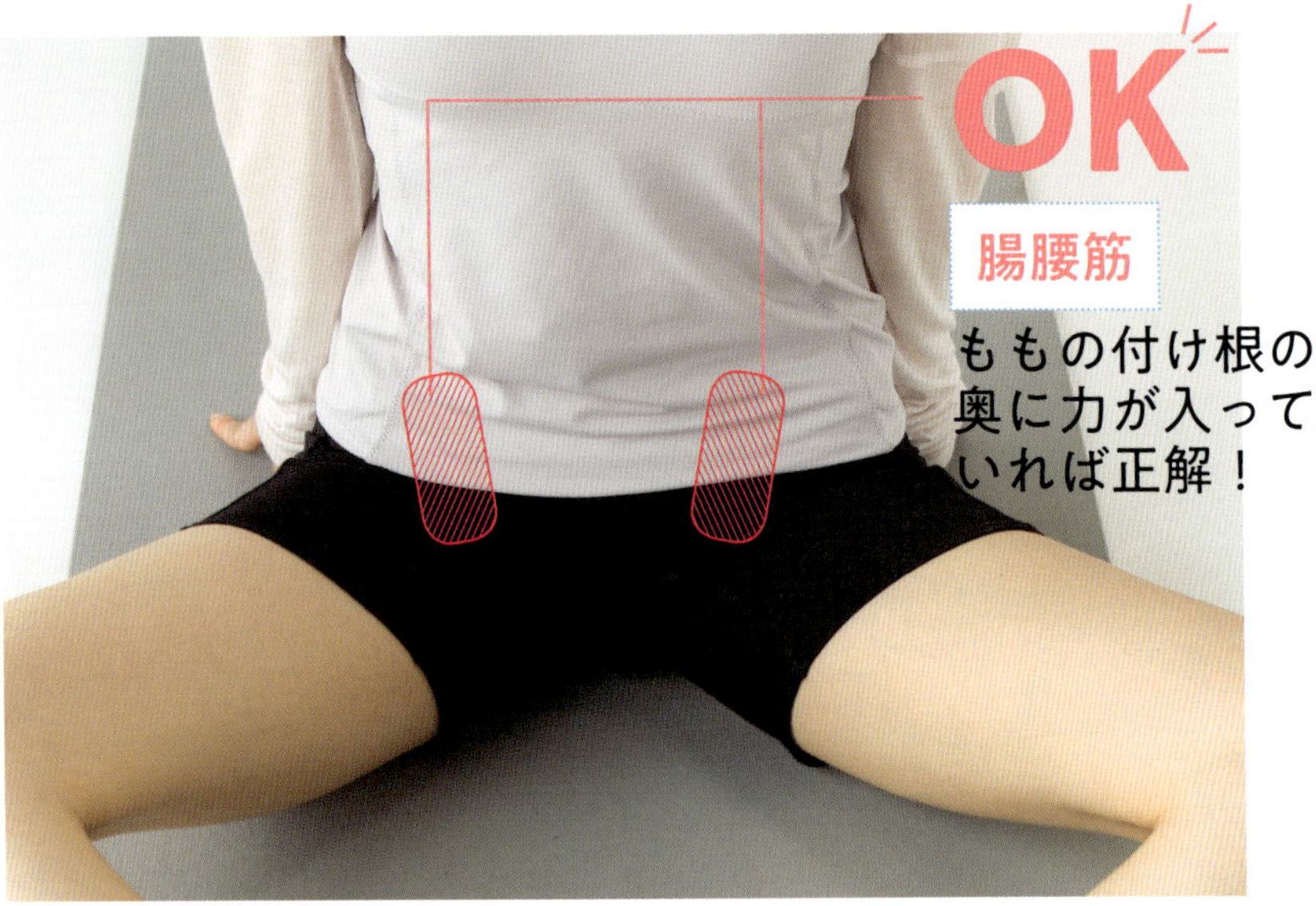
OK
腸腰筋
ももの付け根の
奥に力が入って
いれば正解！

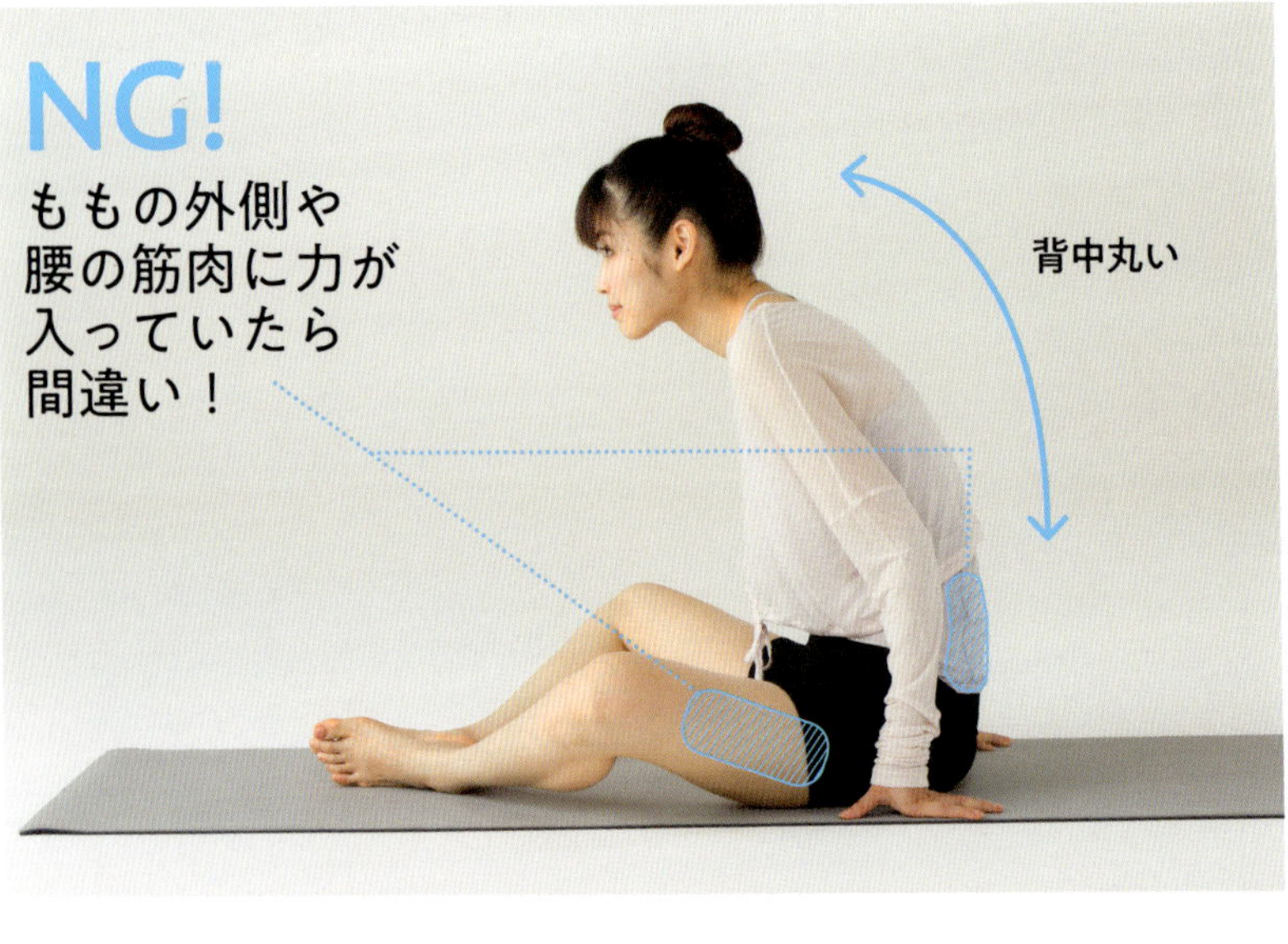
NG!
ももの外側や
腰の筋肉に力が
入っていたら
間違い！
背中丸い

腸腰筋
別トレ！

股関節が痛い、
ひざを開くのがつらい人は

片足ワイパー運動

股関節がかたくてひざが高くなる人、正方形がつくれない人、股関節に力を感じられない人は、寝たまま足の曲げのばしを。

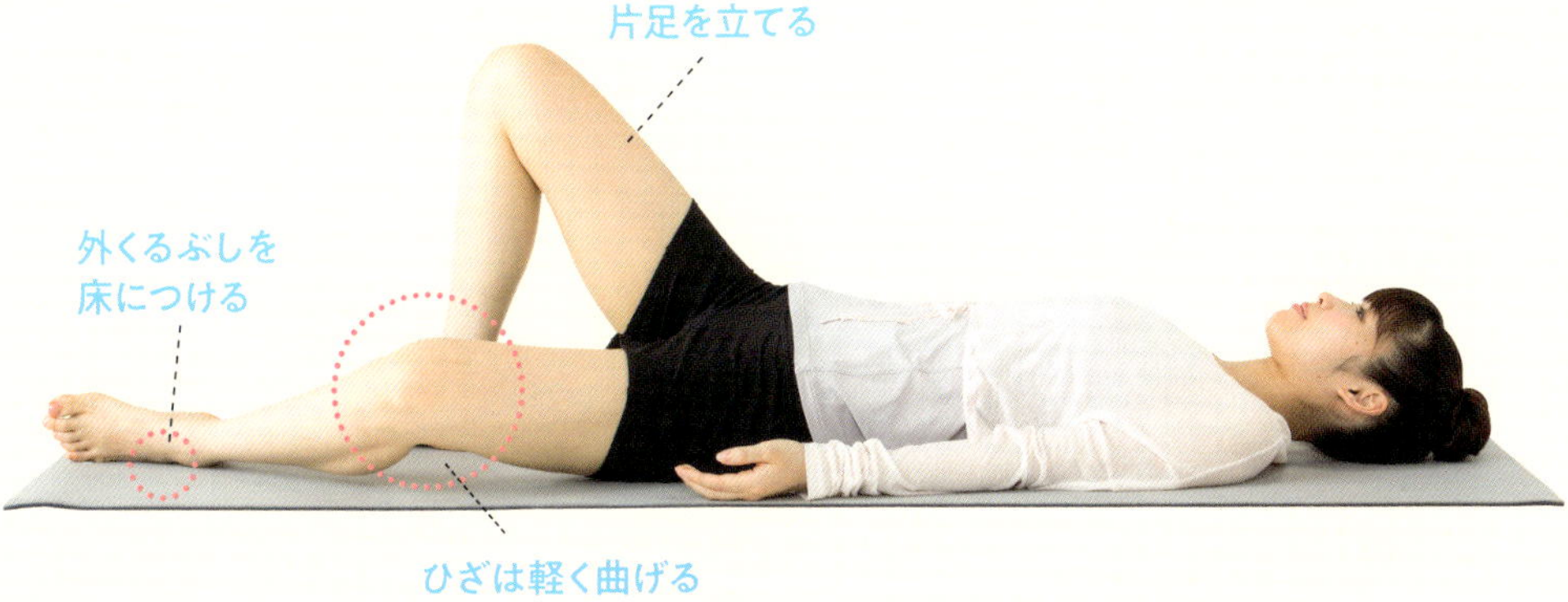

1 仰向けに寝て片足を立てる。もう片方の足は軽く曲げて外側に倒す。

2 くるぶしを床にこするようにしてかかとを股関節に引き寄せ、また戻す。これを10回繰り返す。

3 反対の足も同様に。

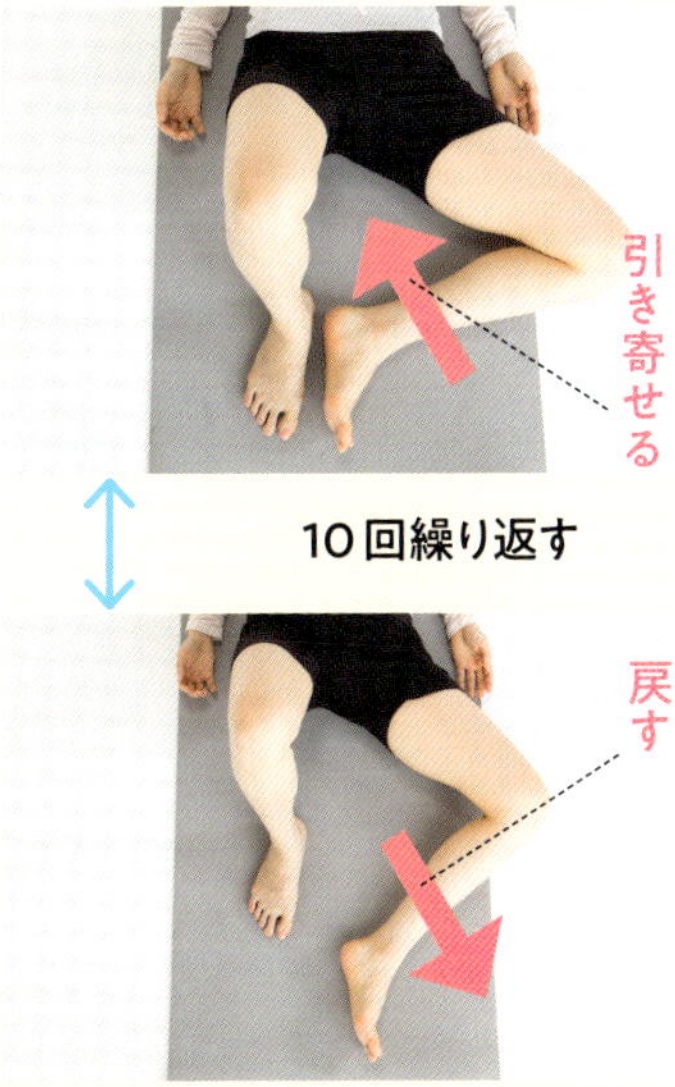

腰関トレ Ⓑ

1

【腹横筋トレーニング】まっすぐもも上げ

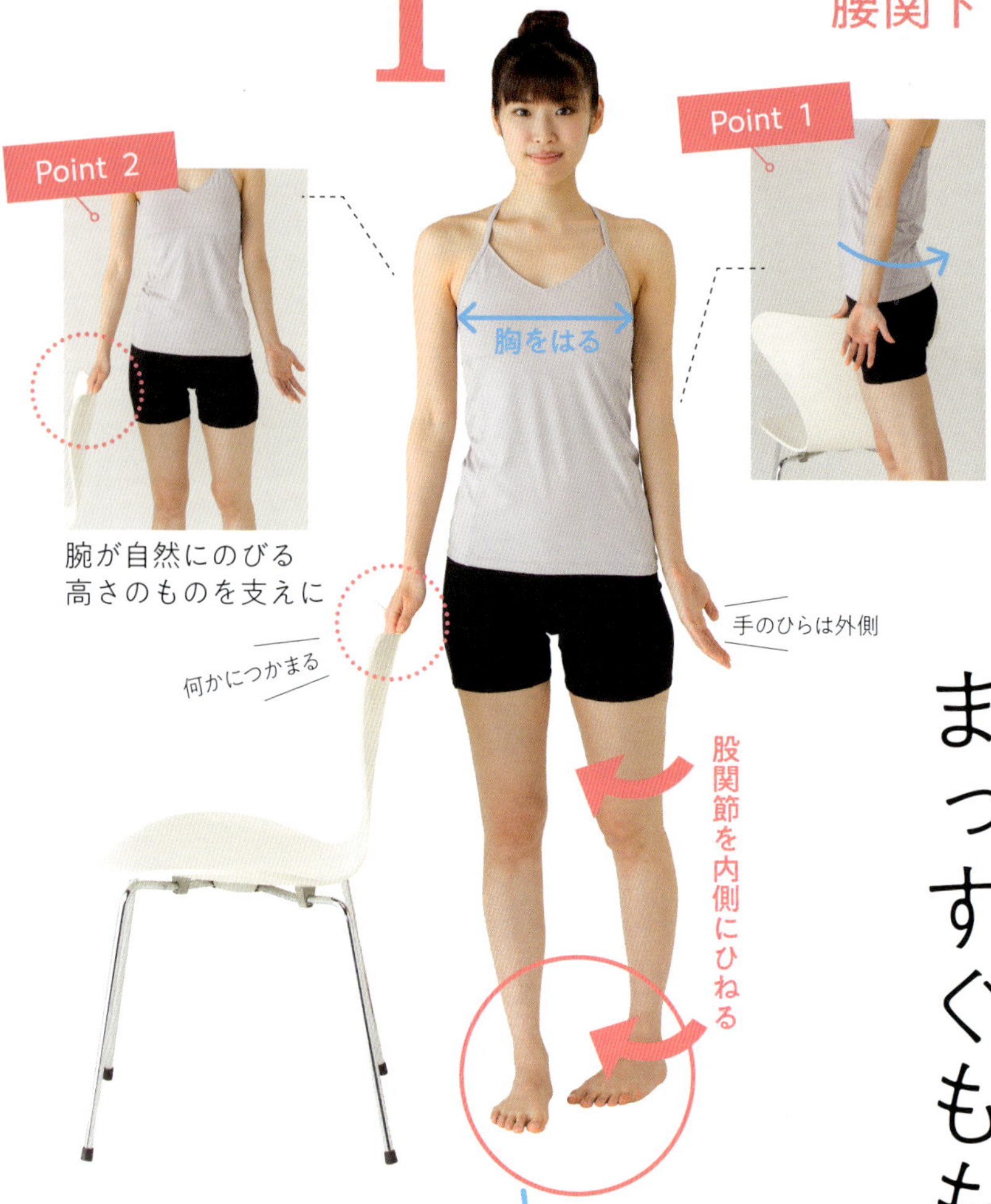

Point 2
腕が自然にのびる
高さのものを支えに
Point 1
親指から
外側に回し
て手のひら
を見せる
胸をはる
手のひらは外側
何かにつかまる
股関節を内側にひねる

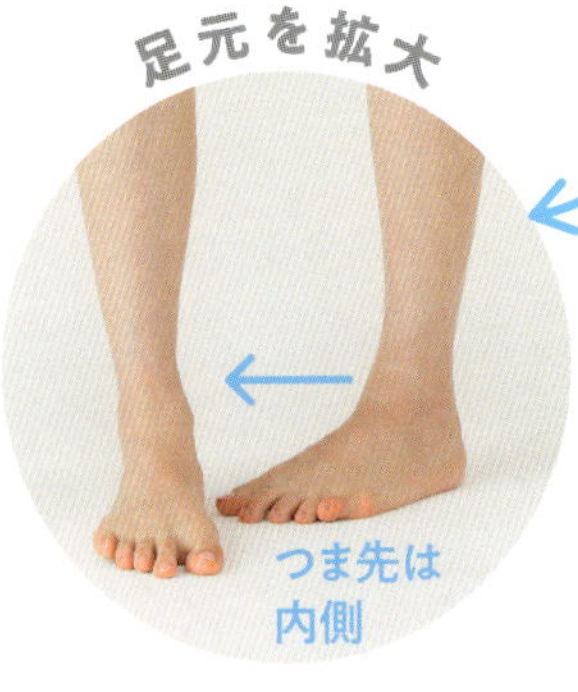

足元を拡大
つま先は
内側

骨盤から足を引き上げるようにして、脇腹を引き締める運動。腰が反らないように、手の位置と足の角度には注意しよう。

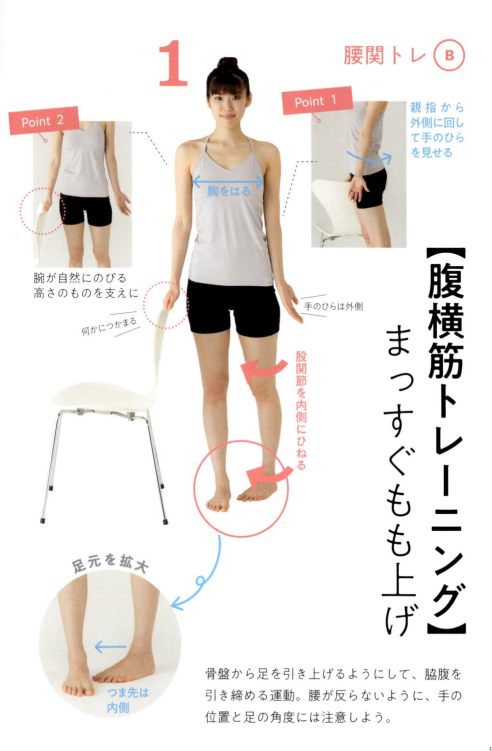

1
いすなどに右手をついて立つ。左手は下ろし、手のひらを外側に向ける。左足のつま先は内側に向ける。

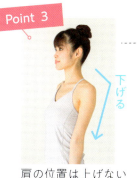

Point 3

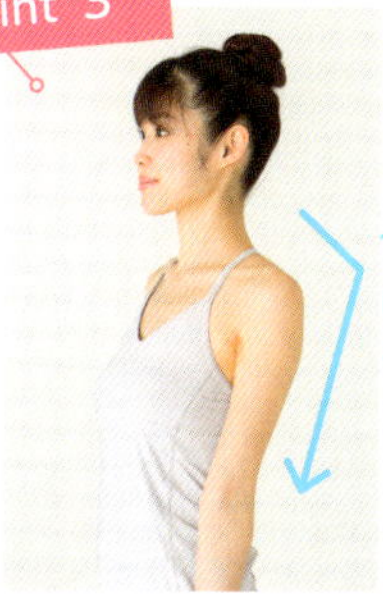
下げる
肩の位置は上げない

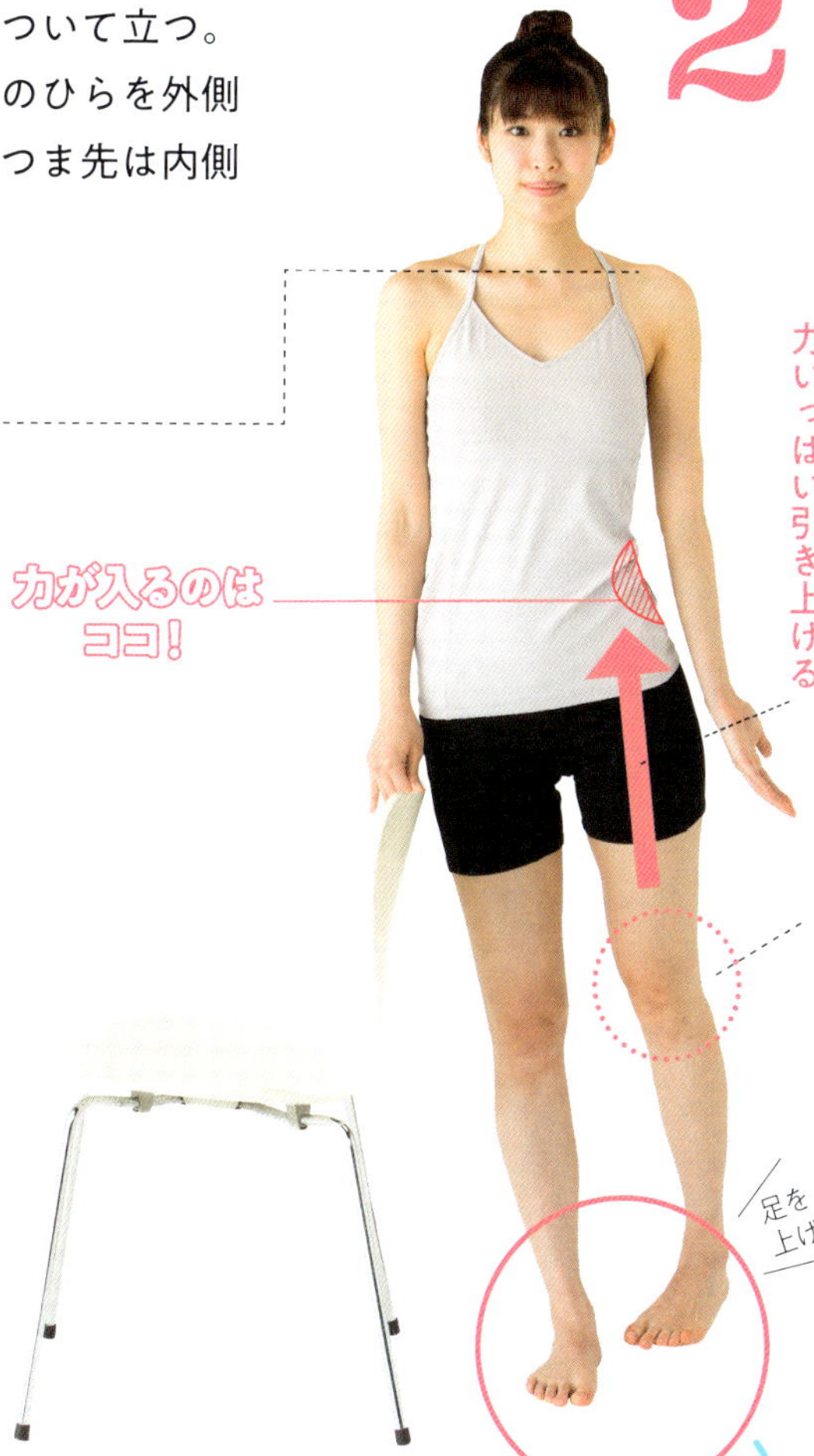
2
片側の骨盤を
力いっぱい引き上げる
力が入るのは
ココ！
ひざを曲げない
足を
上げる

2
胸をはったままで左足を骨盤から持ち上げる。ひざは曲げずに最大限足を持ち上げながら10秒キープ。

3
反対の足も同様に。

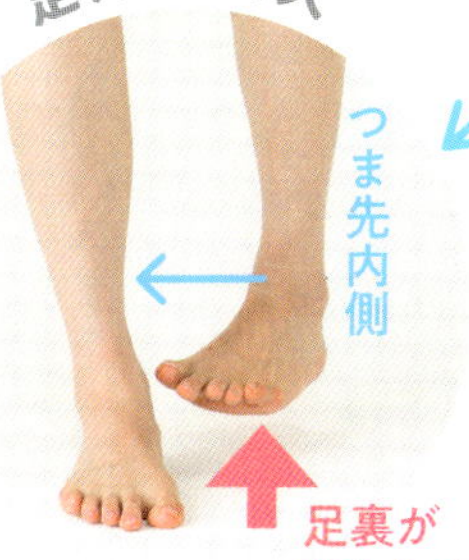
足元を拡大
つま先内側
足裏が
浮き上がる

脇の下とウエストが
ギューッと
縮んでいくように
足を持ち上げて！

【 腹横筋関トレ
重要ポイント 】

力が入るのは腰の横のみ！
手の位置と足の向きがカギ

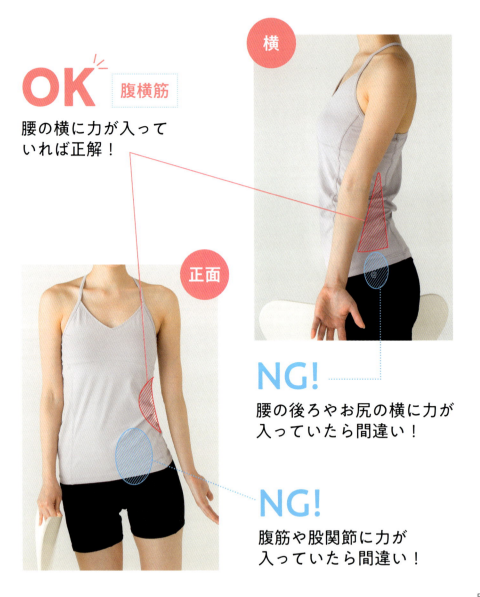

OK 腹横筋

腰の横に力が入って
いれば正解！

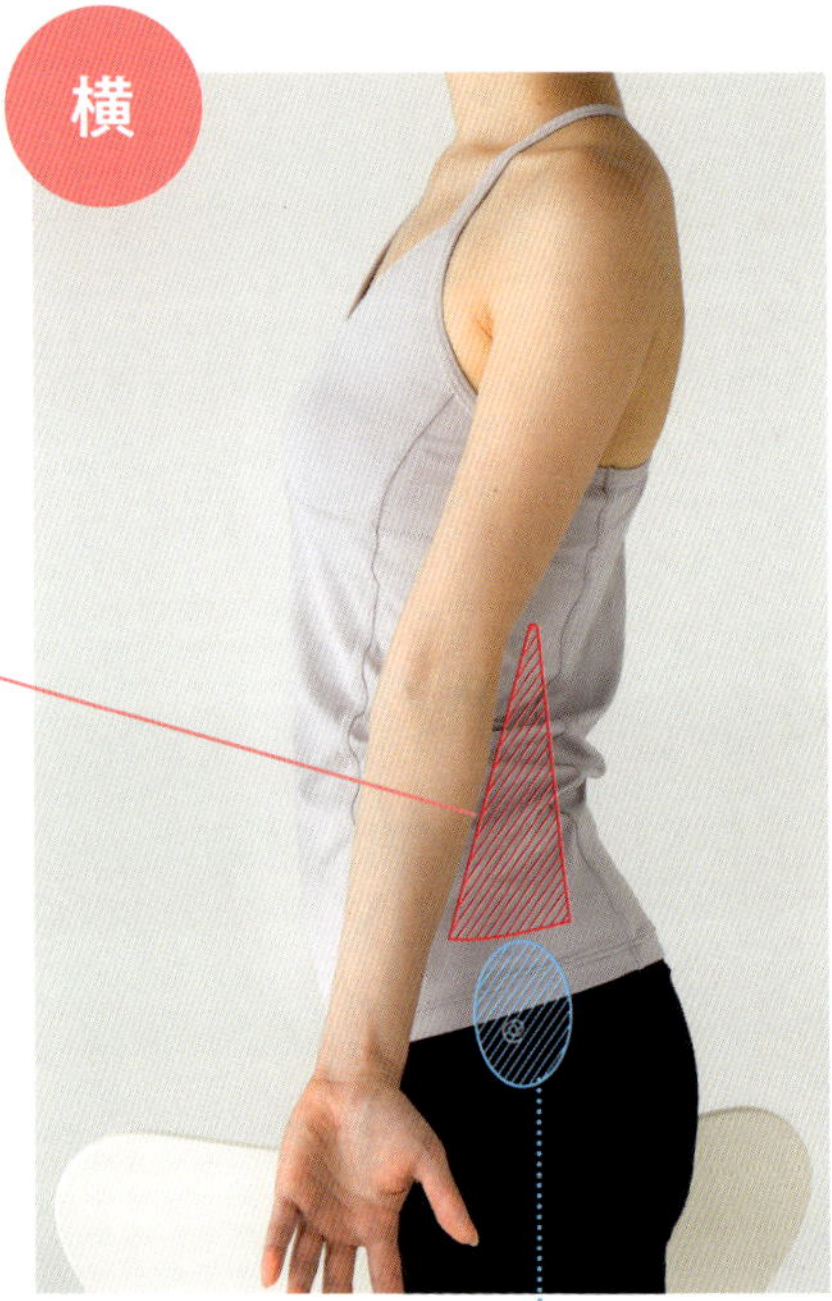

NG!

腰の後ろやお尻の横に力が
入っていたら間違い！

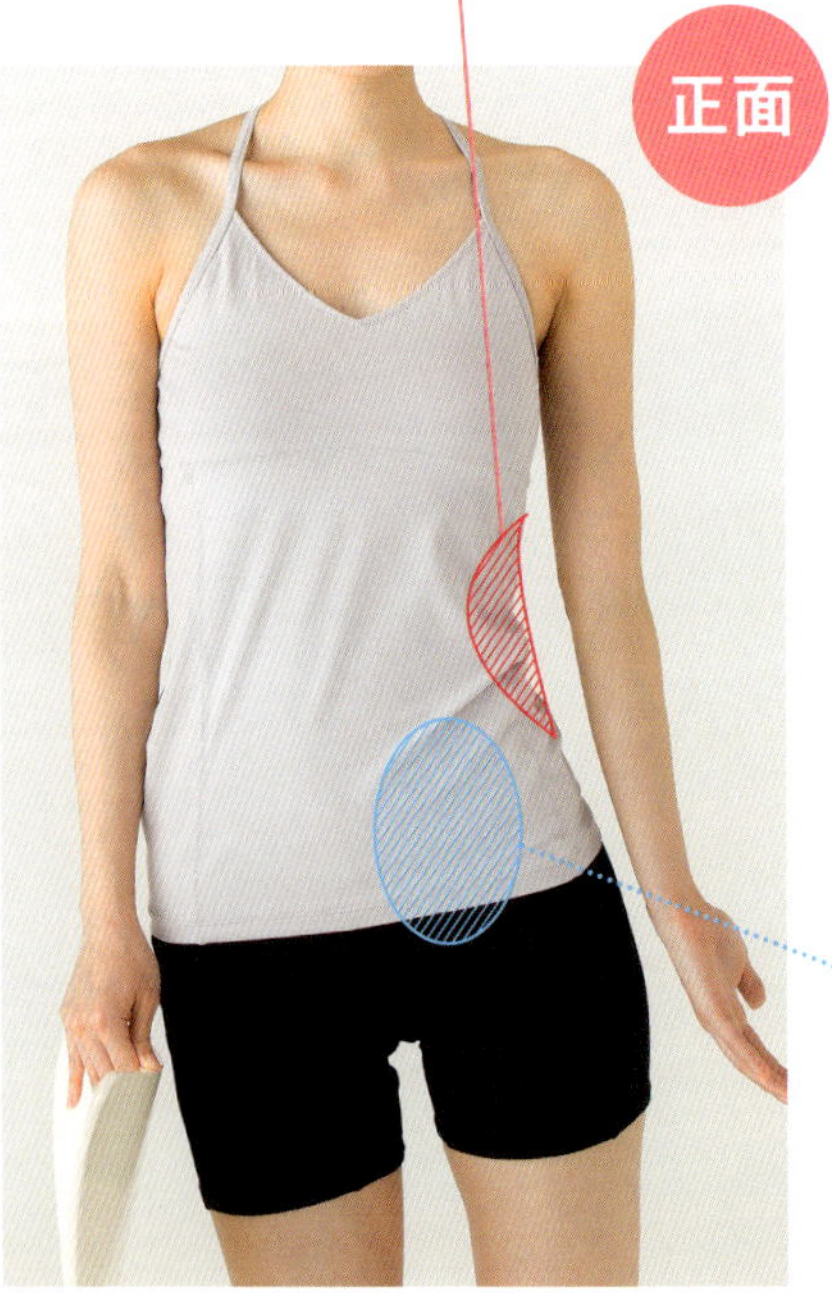

NG!

腹筋や股関節に力が
入っていたら間違い！

NGポーズに気を付けて

つま先が前方に出すぎる

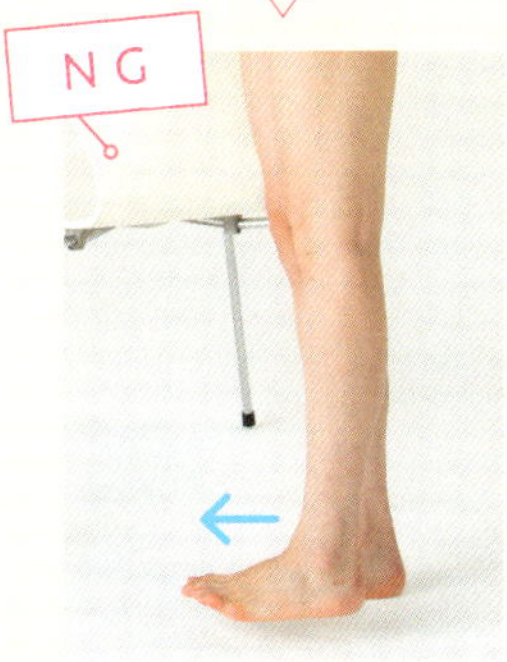
NG

足の位置が前に出ると、腹筋が使われてしまう。

ひざが曲がっている

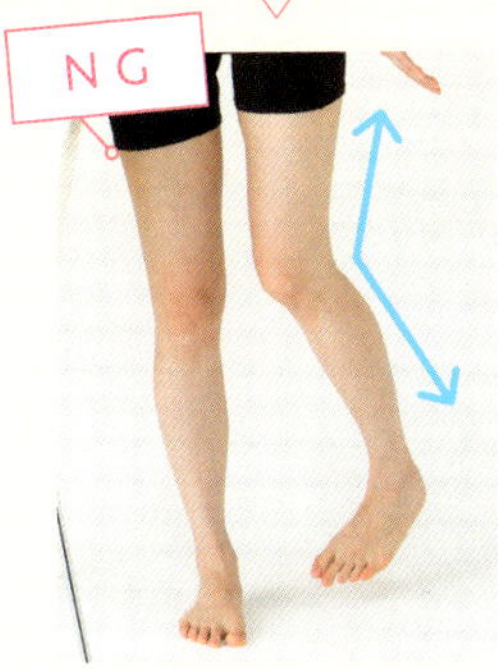
NG

ひざを曲げて足を上げると、どこにも力が入らない。

つま先が床についたまま

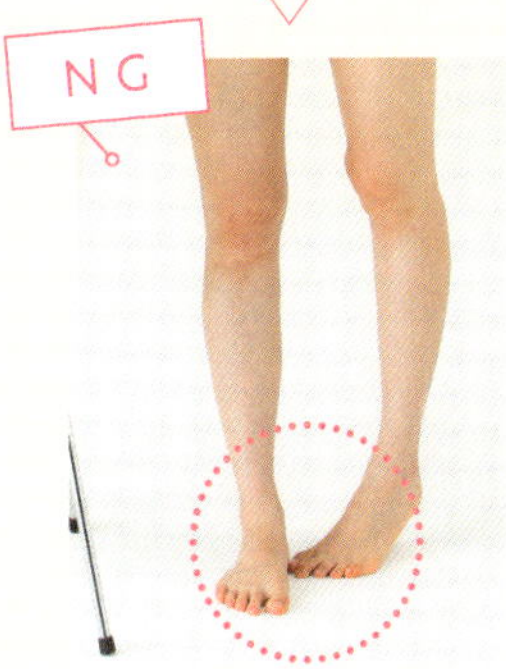
NG

足が持ち上がらないので、腹横筋に力は入らない。

足を後方に蹴り上げる

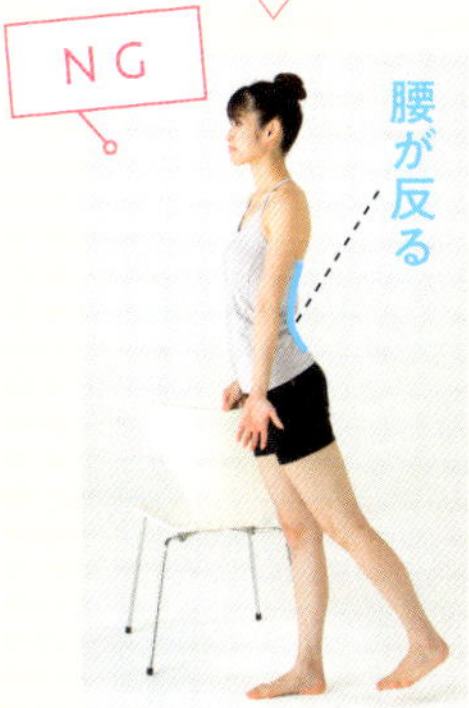
NG
腰が反る

腰が反ると、腰に負担がかかる。つま先は隣の足のくるぶしに向ける。

手が後ろにのびている

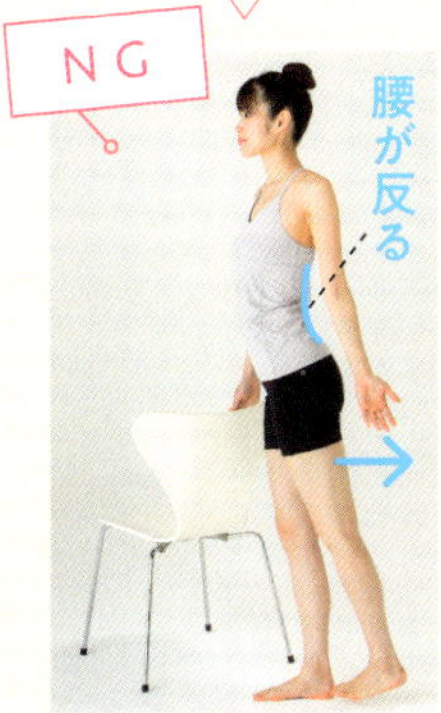
NG
腰が反る

腕は体の脇にぴったりつけるようにすれば、反り腰になりにくい。

肩が上がっている

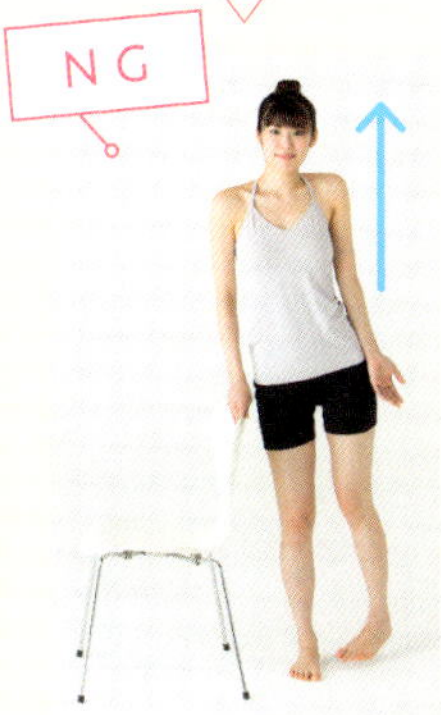
NG

上半身が不安定だと力が入らない。肩甲骨の関トレで上半身を鍛えて。

背中が丸い

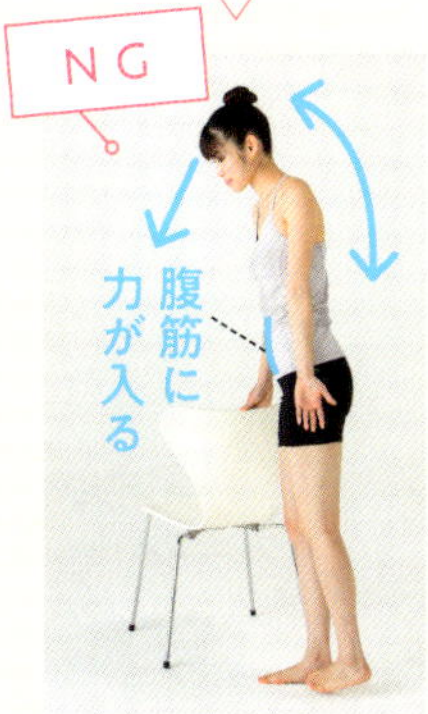
NG
腹筋に力が入る

背中が丸くなると、腹横筋ではなく腹筋に力が入ってしまう。

ひざ痛、腰痛、股関節痛

4つの体操をセットでやれば効果絶大！

ひざ関節と股関節にまたがる筋肉は多い

ひとつの筋肉が、ひとつの関節だけを動かしているとは限りません。「二関節筋」といって、2種類の関節にまたがっている筋肉もあるのです。

とくにひざ関節は、股関節にまたがって動く大きな筋肉で支えられています。ひざの前は大腿直筋、後ろはハムストリングス、外側は大腿筋膜張筋、内側は薄筋。この4つの二関節筋が、ひざ関節と股関節をつないでいます。

そのため、ひざ関節のサボリ筋である内転筋と内側ハムストリングスが弱ってしまうと、股関節の動きも悪くなり、腰に痛みが出ます。逆に、股関節が弱くなると、ひざに力が入らなくなって痛みが出ます。ひざの関トレと腰の関トレは、ぜひともセットで。下半身の動きが格段によくなります。

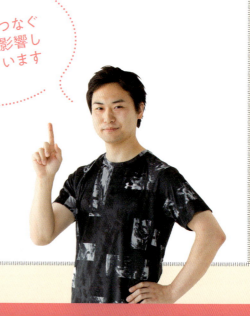

関節をつなぐ筋肉は影響し合っています

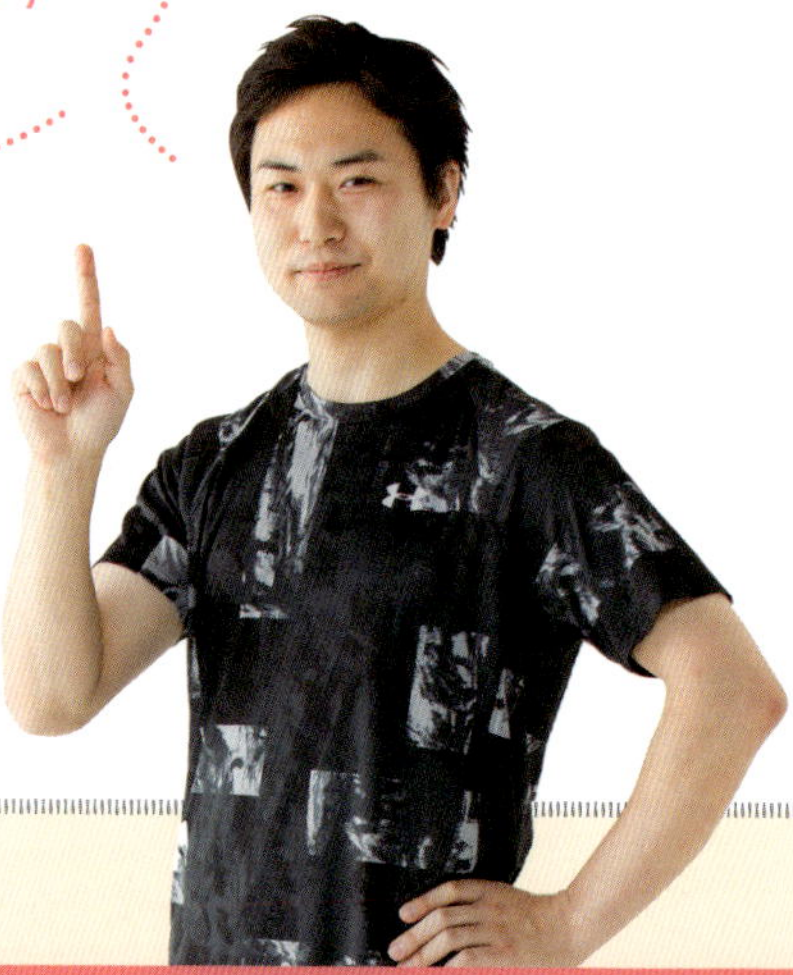

LESSON 3

足首を安定させる！
足首の関トレ

寝ているときや少し向きを変えた瞬間、突然足がつった経験はありませんか？　筋肉が「つる」のはサボリ筋のせいです。ある筋肉が弱っているせいで、別の筋肉が過剰に働き、突然かたまってしまうのです。ふくらはぎがつるのは、後脛骨筋と腓骨筋が弱っているせいです。

この２つの筋肉がサボることで、足の裏にもトラブルが起こります。いつも同じ部分にマメができたり、靴底がおかしな形にすり減ったりするのもサボリ筋のせい。足の指が開かない、足の指が反る、足指に力が入らないなど、心当たりがある場合は、足首関トレを。

足首の
サボリ筋
A

足裏のアーチを上げる
後脛骨筋《こうけいこつきん》

サボリ度★★☆☆

ふくらはぎの一番深い部分にあり、足首をのばす働きがある筋肉。ここが弱ると土踏まずに力が入らなくなり、足裏のアーチが下がってペタペタとペンギンのような歩き方になる。また、後脛骨筋が弱くなると足の親指を筋肉で支えられなくなるため、外反母趾になりやすい傾向がある。

ガンバリ筋

前脛骨筋《ぜんけいこつきん》

すねの前から外側にのび、つま先を持ち上げる筋肉。

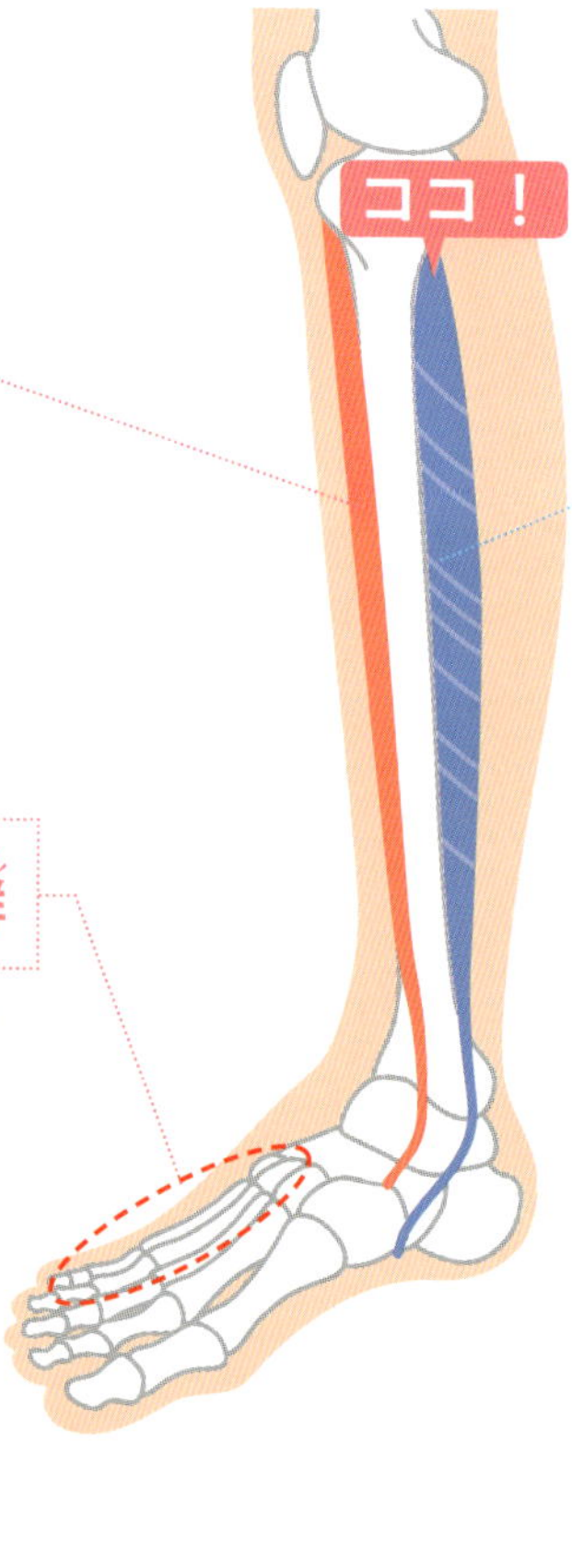

サボリ筋

後脛骨筋

ひざの裏側から土踏まずまでのびる筋肉。内側にある。

小趾球筋群《しょうしきゅうきんぐん》

足の裏側の小指側にある筋肉群。

後脛骨筋がサボると足裏のアーチが下がって偏平足になり、靴の内側だけが減りやすい。

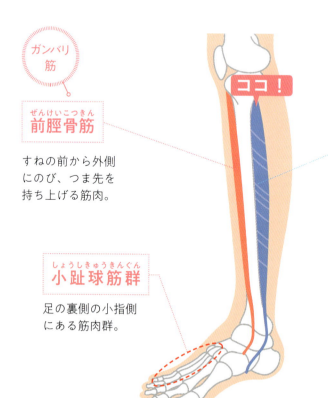

足首の
サボリ筋
B

すねの外側の筋肉
腓骨筋《ひこつきん》

サボリ度★★★★

ふくらはぎの外側から足の小指の付け根までを支える。後脛骨筋は親指側から、腓骨筋は小指側から足裏を支え、足首の捻挫を防ぎ、足裏のアーチをきれいに保つ。腓骨筋が弱ると足裏のアーチが高くなりすぎ、足指が反り返る。そのせいで、かかとが痛みやすくなる。

サボリ筋

腓骨筋

ふくらはぎの外側からくるぶしを通り、足裏の小指側までのびる。

ガンバリ筋

長趾伸筋《ちょうししんきん》

親指以外の４本の足指を持ち上げる筋肉。

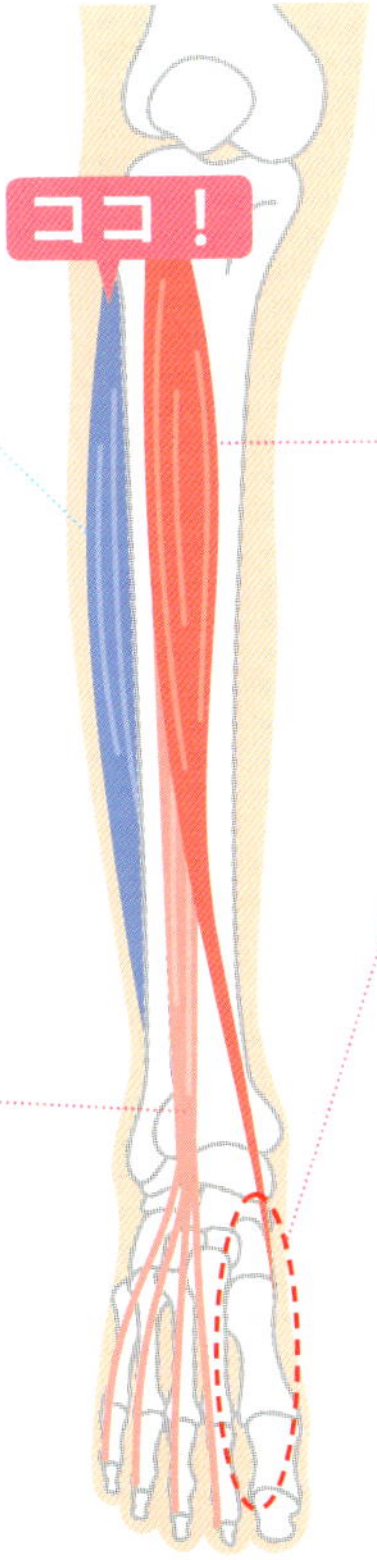

ガンバリ筋

前脛骨筋《ぜんけいこつきん》

母趾球筋群《ぼしきゅうきんぐん》

足の裏側の親指側の筋肉群。

長趾伸筋ががんばりすぎて足指が反り返り、それを母趾球筋群が抑えるため、土踏まずが常に緊張状態に。

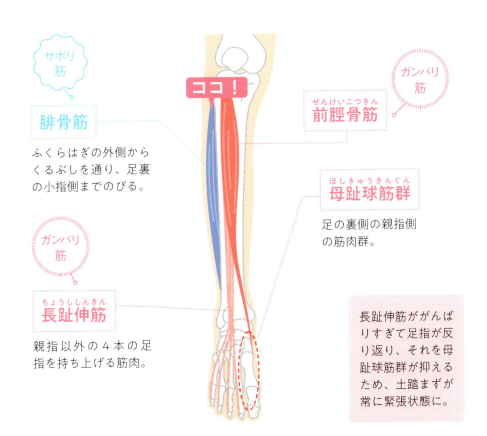

足首関トレ Ⓐ

1 足をのばして床に座り。右足のかかとを左足のふくらはぎにつけ、そのまま強くキックする。

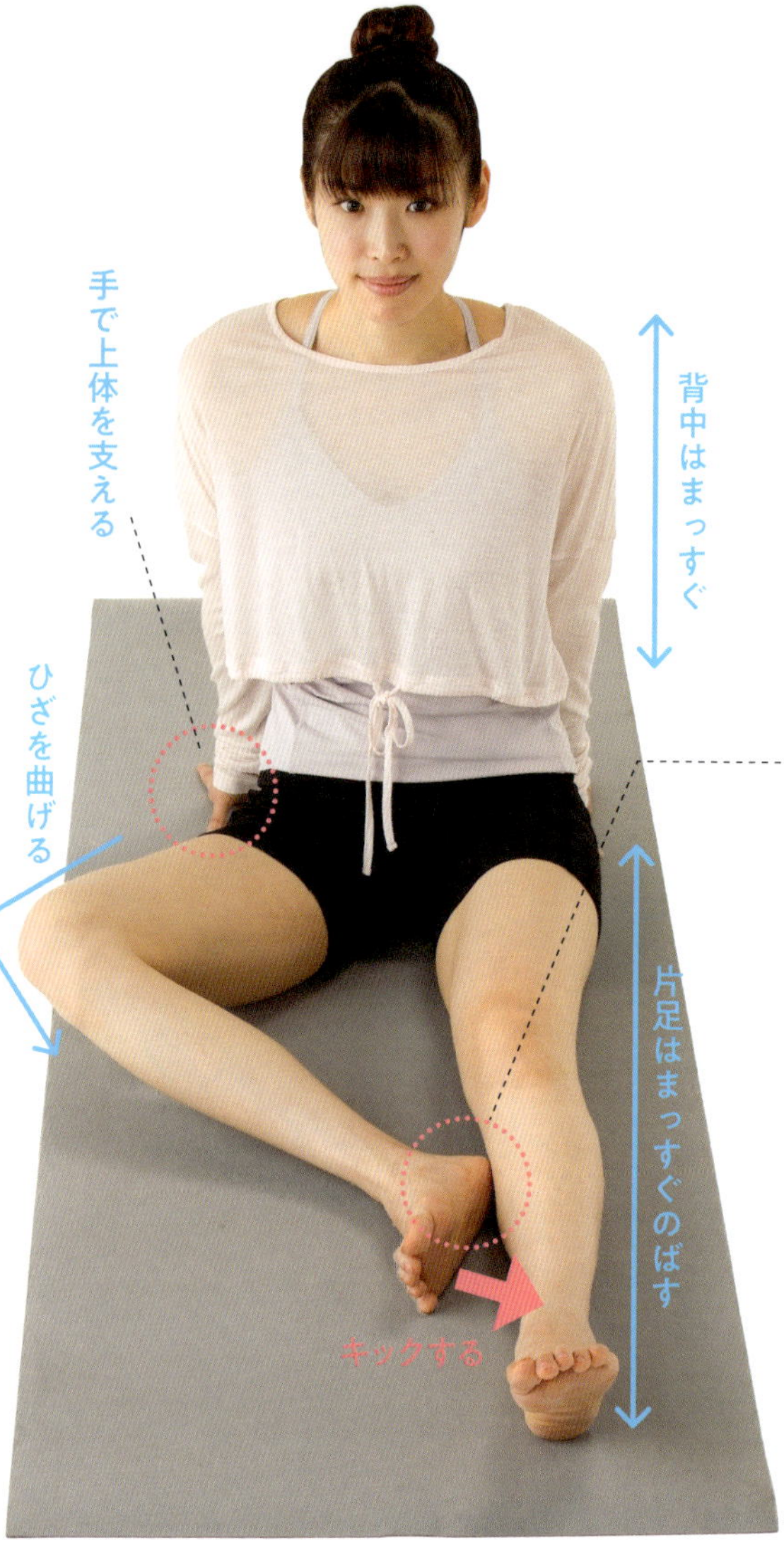

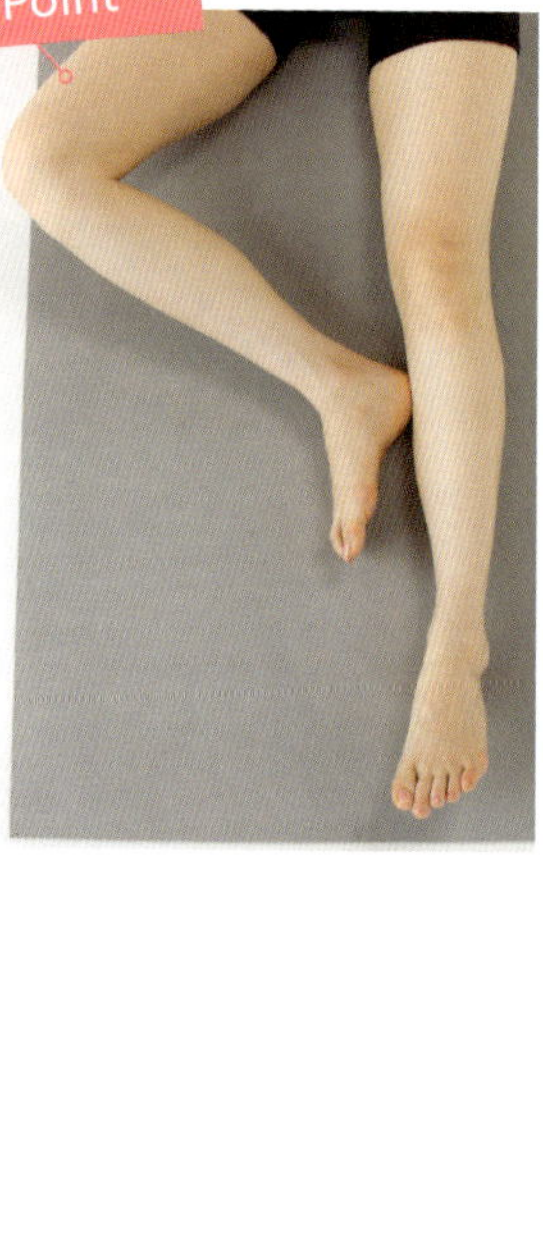

【後脛骨筋トレーニング】ふくらはぎキック

NGポーズに
気を付けて

かかとが浮いている
▽

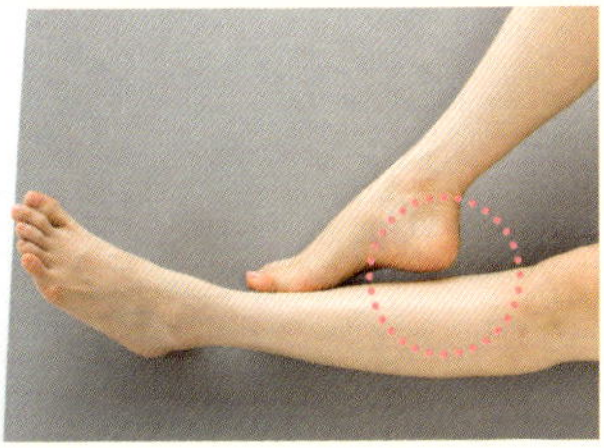

かかとが床から浮いてしまうと力が入りにくくなる。

つま先だけで
押している
▽

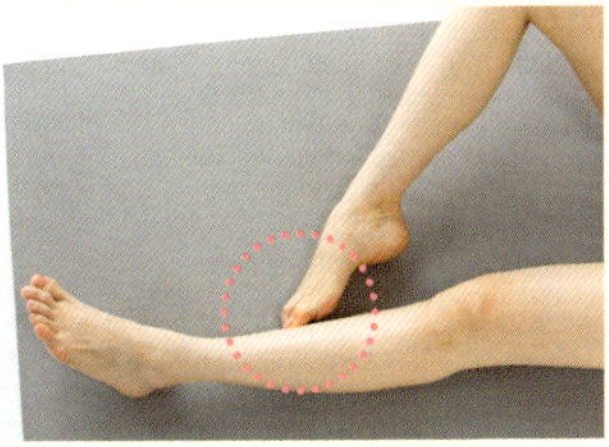

ふくらはぎの外側に力が入ってしまう。

指が反ったまま
押している
▽

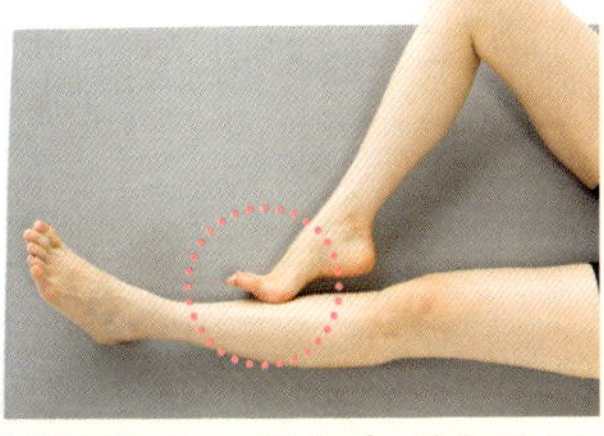

指が反ると、足に力が入りにくくなる。

ふくらはぎの内側にスジが見えたら効いている証拠。しっかりキック！

2 右の足裏全体に力をこめて、左足のふくらはぎを10秒間押し続ける。

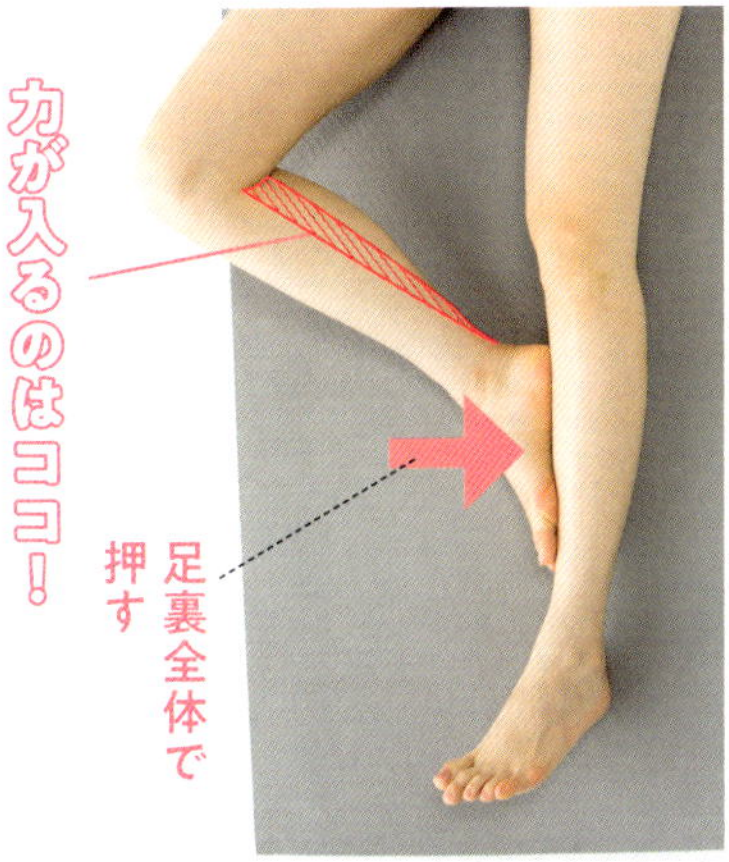

3 反対の足も同様に。

足の裏で、反対の足のふくらはぎをキックして後脛骨筋を鍛える運動。足裏全体で力いっぱい押すことで、眠っていた筋力を目覚めさせよう。

【 後脛骨筋関トレ
重要ポイント 】

“ふくらはぎプックリ”は
後脛骨筋に力が入ったサイン

NG! すねの正面や外側に
力が入っていたら間違い！

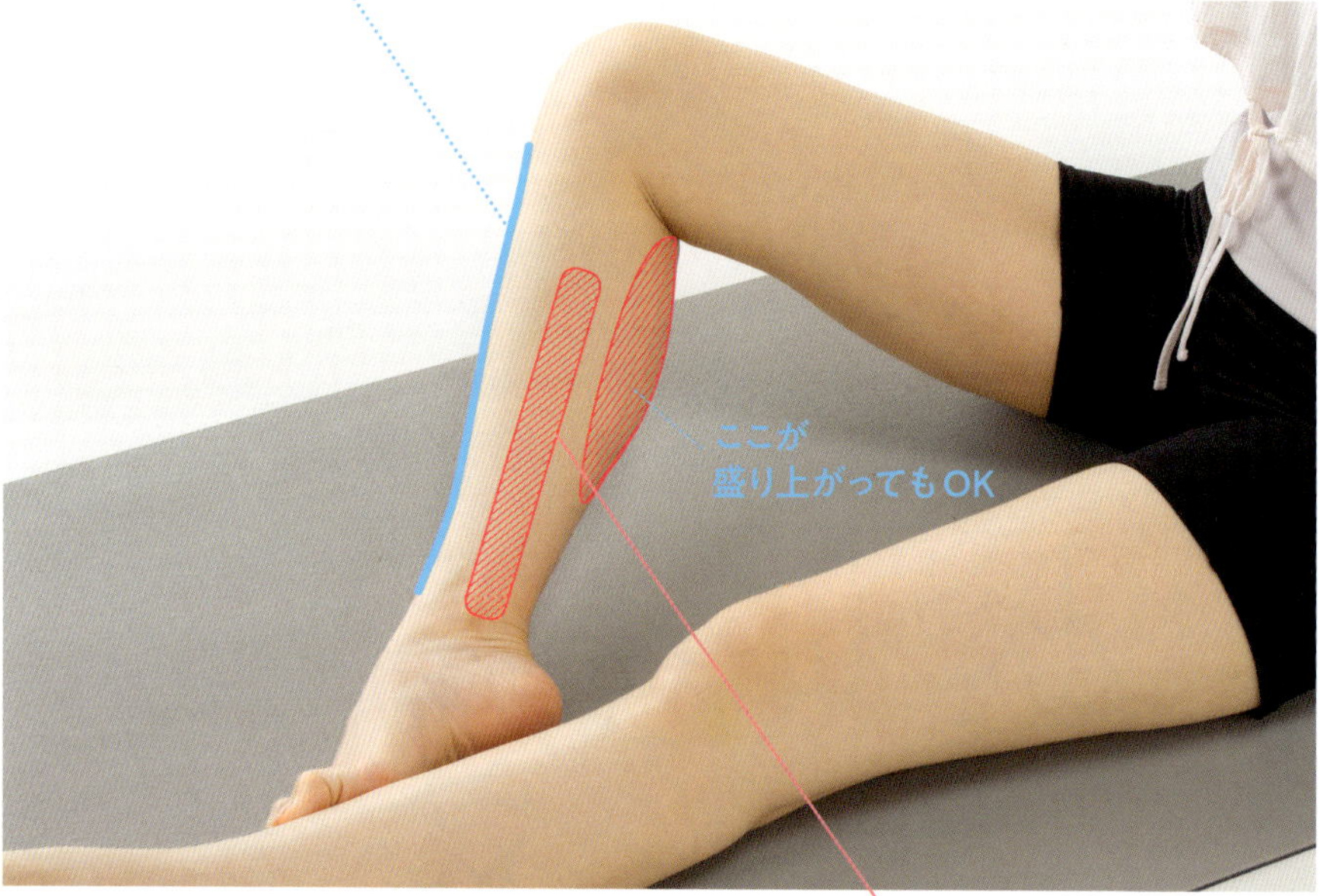

OK

後脛骨筋

ふくらはぎ内側に力が入ればOK

後脛骨筋に力が入ると、ふくらはぎをつくっている腓《ひ》腹筋《ふくきん》にも力が入り、ふくらはぎが盛り上がることも多いが、それは問題ナシ。すねの正面などに力が入らないよう注意。

後脛骨筋別トレ！

外反母趾を改善したいなら

グーグー足指

外反母趾の改善には、後脛骨筋を鍛えるのが近道。この運動を続けるとすぐに痛みがとれ、軽度の変形なら改善するケースもある。

1 いすに腰かけ、片方の足首を曲げてつま先を上に向ける。

2 そのまますべての足指を曲げる。精一杯の力をこめて10秒間キープ。反対の足も同様に。

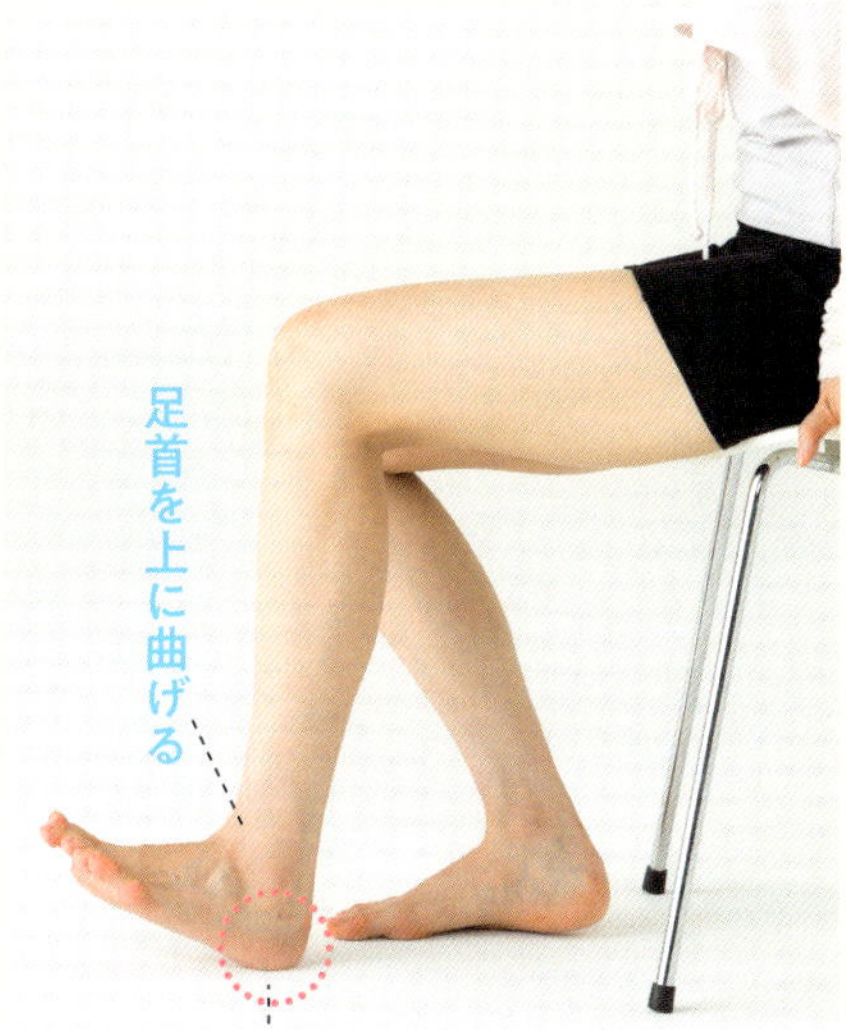
足首を上に曲げる
かかとをつける

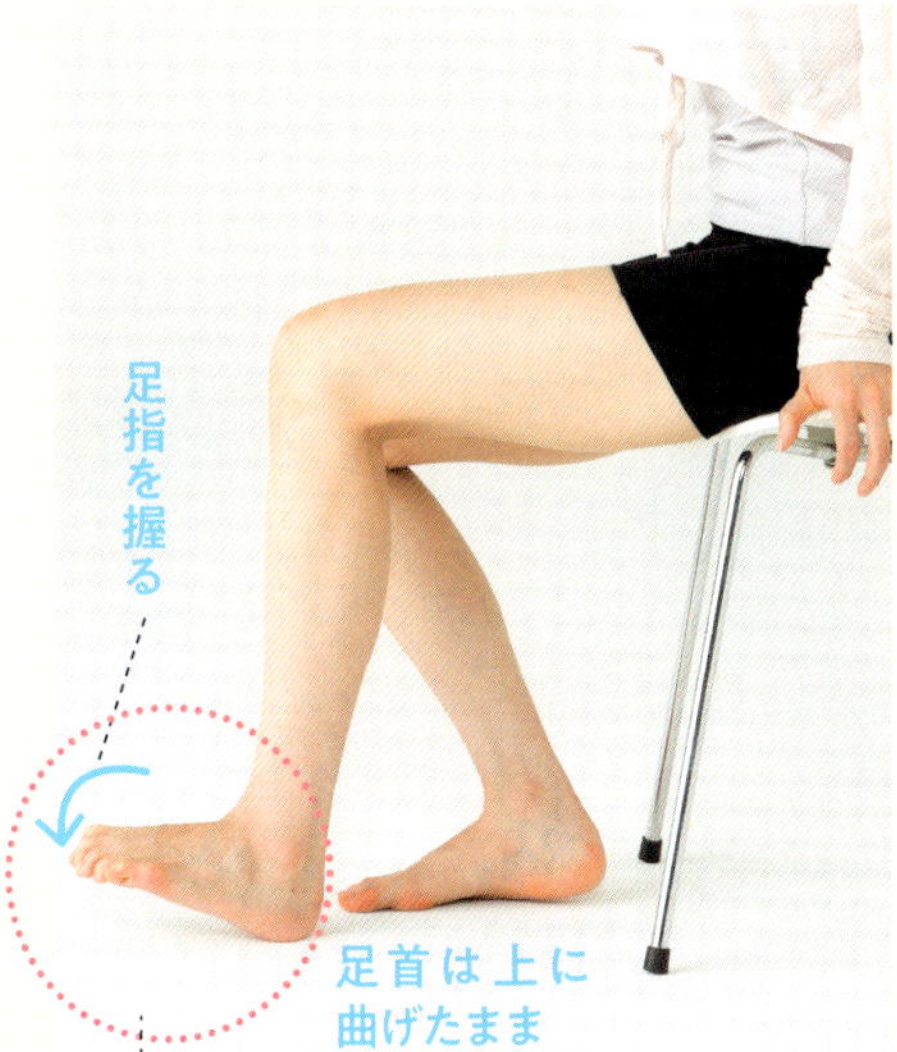
足指を握る
足首は上に曲げたまま

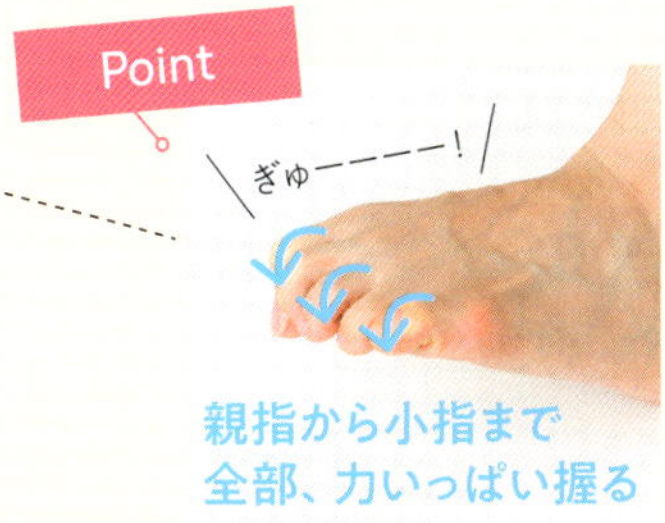
Point
ぎゅーーーー！
親指から小指まで
全部、力いっぱい握る

後脛骨筋関トレに
足指運動を
プラスして
足裏を健康に

足首関トレ Ⓑ

【腓骨筋トレーニング】足親指姫のポーズ

いすに座ってひざを寄せ、スッとつま先を上げるレディなポーズ……に見えるが、効果絶大の関トレ。足の親指にパワーをこめよう！

1 いすに座り、右足をまっすぐ一歩前に出して、親指（もしくは親指と人差し指）を床につける。かかとは少しだけ上げる。

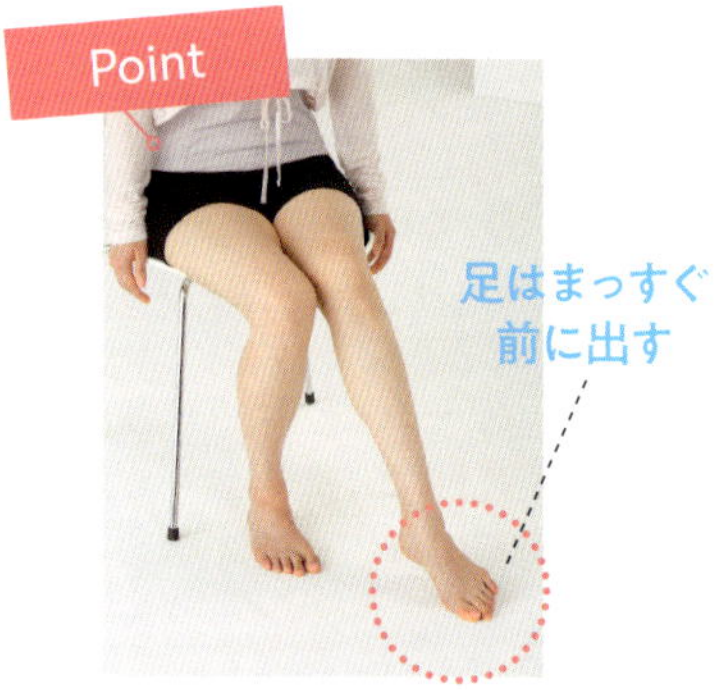

片足を一歩前に

拡大①

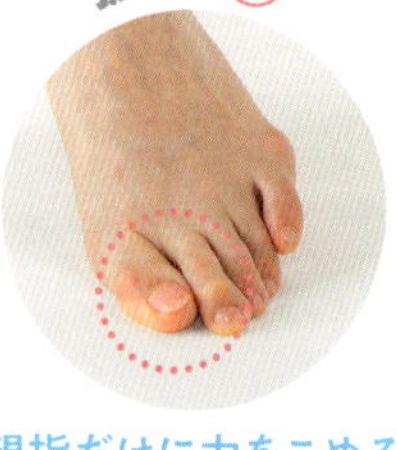

親指だけに力をこめる

拡大②

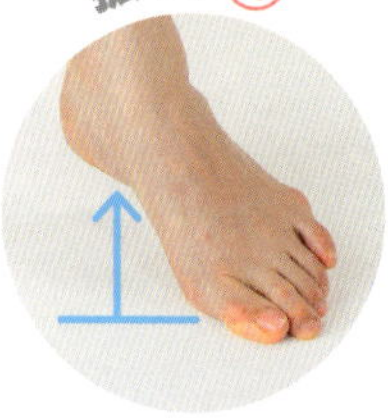

かかとを少しだけ上げる

2 すねの外側に力を入れながら、親指で力いっぱい床を押して10秒キープ。

3 反対の足も同様に。

かかとを軽く上げて親指をギュ。外出先でもできる関トレ

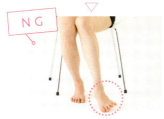

他の指が
反っている
▽

NG

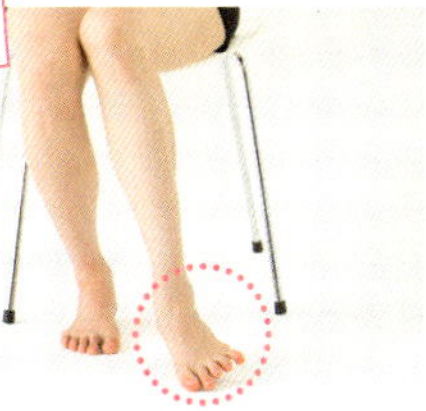

すねの外側に力が入りにくくなる。

つま先が内側を
向いている
▽

NG

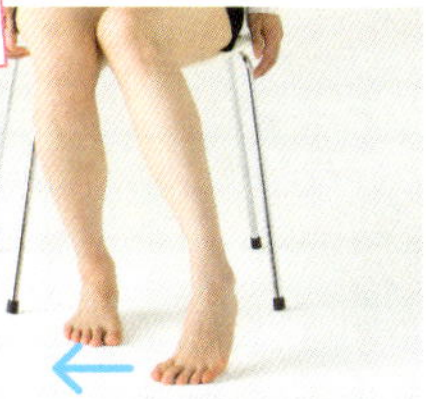

ふくらはぎの内側に力が入ってしまう。

かかとが
上がりすぎ
▽

NG

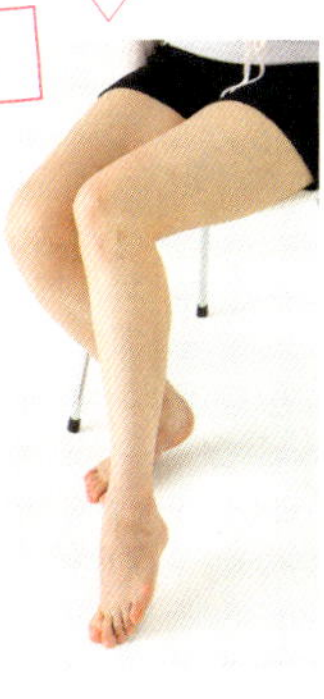

ふくらはぎの裏側に力が入ってしまう。

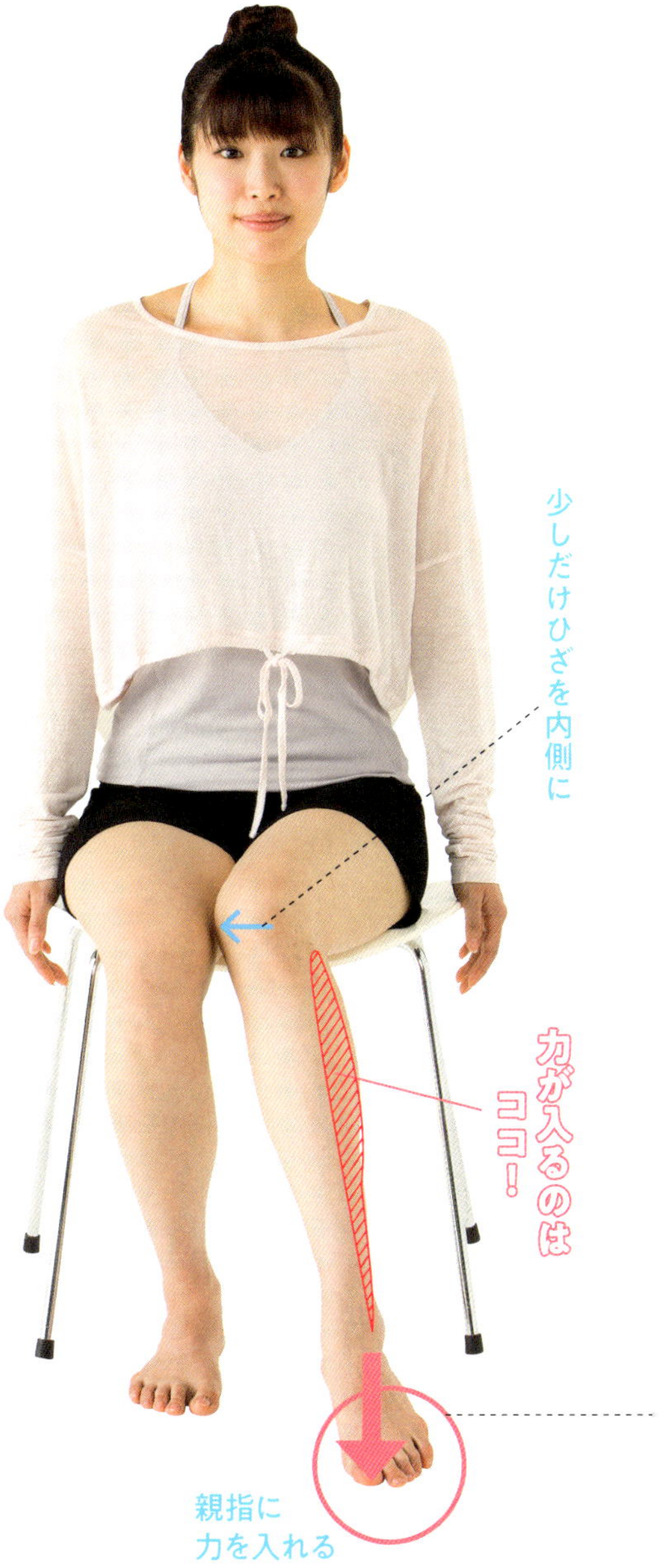
少しだけひざを内側に
力が入るのはココ!
親指に
力を入れる

【腓骨筋関トレ
重要ポイント】

力を入れにくい筋肉だが かたくなっているかを意識

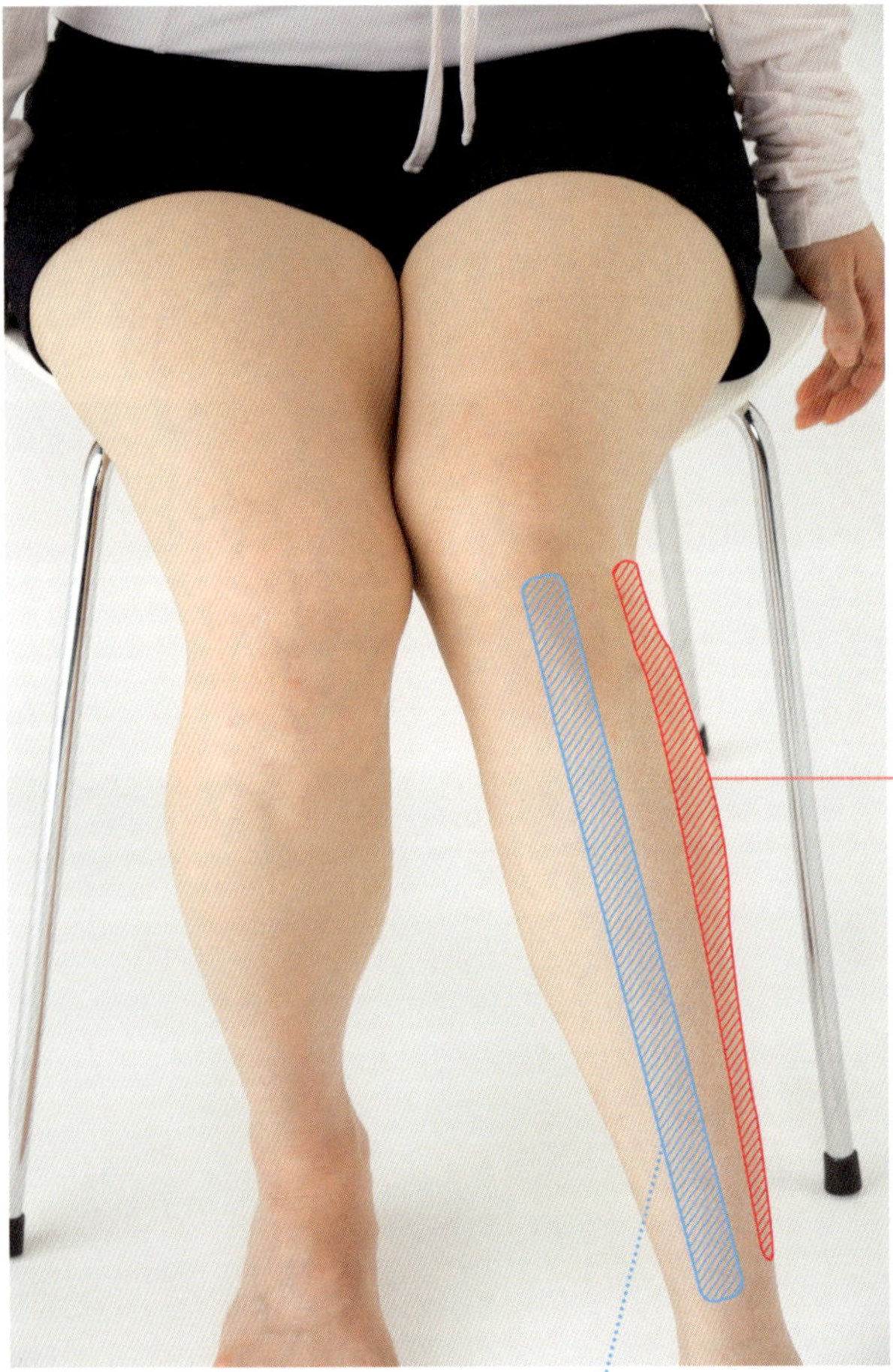

OK

腓骨筋

すねの外側が
かたーく
なっていれば正解！

腓骨筋のサボリ度が高いと、力が入っているかわかりにくい。すねの外側を触ってみて、かたいスジが少しでも浮いていれば正しいフォームでできている証拠。

NG! すねの前面に力が入っていたら間違い！

LESSON

4

首～肩のコリを治す！
肩甲骨の関トレ

肩甲骨は、肩と腕をつなぐ手のひらサイズの骨です。関トレで鍛えるのは、この骨と肋骨をつなぐ「肩甲胸郭関節《けんこうきょうかくかんせつ》」です。肩こりなどがひどい人の多くは、この関節を守る筋肉が弱いために関節が不安定になっているのです。

ここで鍛えるサボリ筋は菱形筋と前鋸筋ですが、これらが弱くなると首を支えている筋肉がガンバリ筋になります。そのせいで首が回らなくなったり、ストレートネック（頸椎のカーブがなくなり、まっすぐになる）になったりします。首が痛む場合にも、肩甲骨の関トレは効果大なのです。

肩甲骨のサボり筋 A

肩甲骨を背中で支える
菱形筋《りょうけいきん》

サボり度★★★☆

背中を覆う大きな筋肉は僧帽筋《そうぼうきん》だが、その内側にある菱形の筋肉を菱形筋という。肩甲骨を内側に寄せる筋肉で、日常生活では内側の肩甲挙筋ががんばるのでサボりやすい。ここが弱ると肩甲骨が不安定になり、腕を振り上げたときに痛みが出る。首や肩がこっている人もここが弱い。

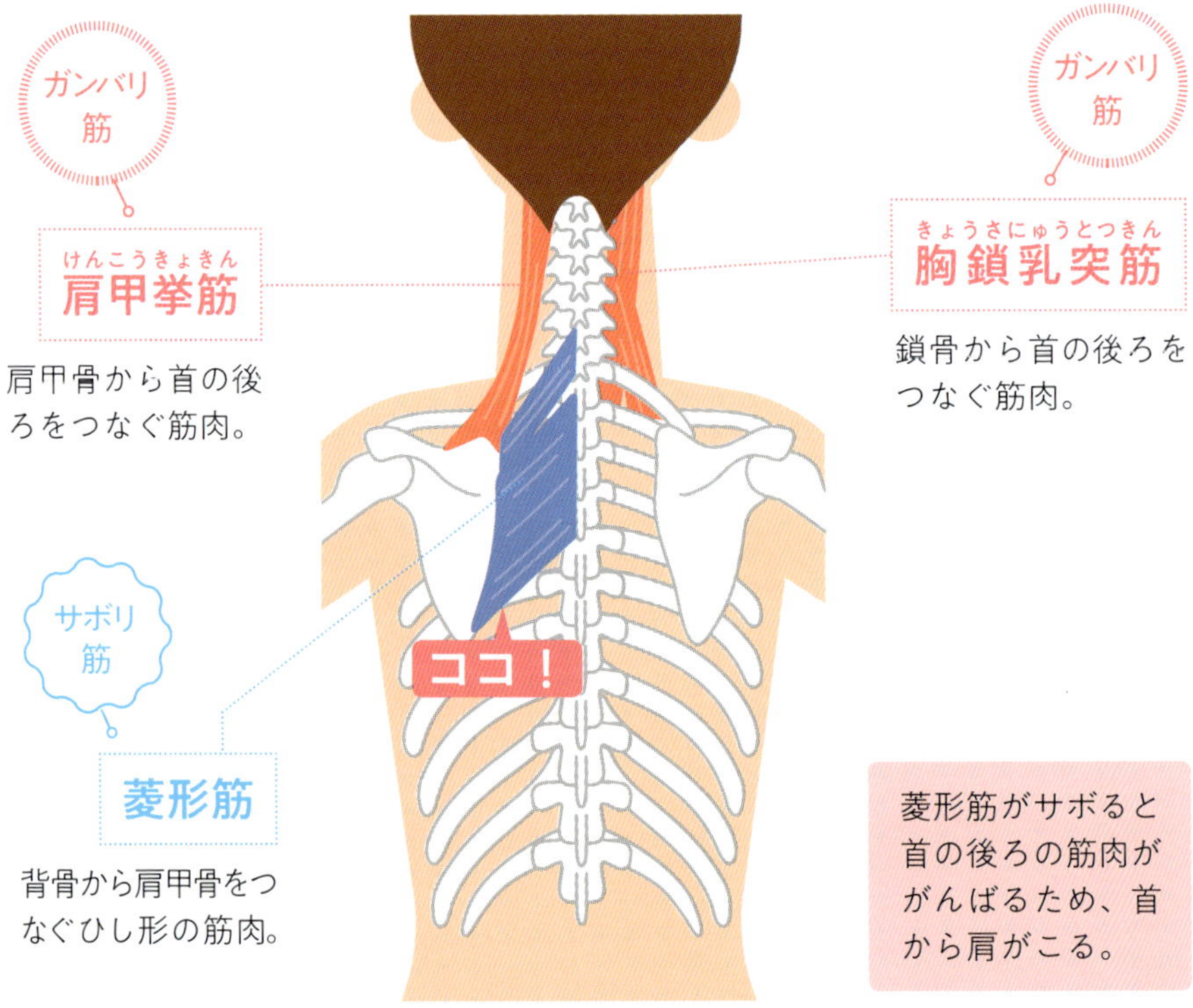
ガンバリ筋
肩甲挙筋《けんこうきょきん》
肩甲骨から首の後ろをつなぐ筋肉。
ガンバリ筋
胸鎖乳突筋《きょうさにゅうとつきん》
鎖骨から首の後ろをつなぐ筋肉。
ココ！
サボり筋
菱形筋
背骨から肩甲骨をつなぐひし形の筋肉。
菱形筋がサボると首の後ろの筋肉ががんばるため、首から肩がこる。

肩甲骨の

サボリ筋

B

脇の下の筋肉

前鋸筋《ぜんきょきん》

サボリ度★★★★

腕を前に突き出すときに使われるので「ボクサー筋」とも呼ばれる筋肉が前鋸筋。肩甲骨を安定させるうえで最重要の筋肉。ここがサボると肩甲骨が外側に引っぱられるため、両肩が胸より前に出て丸くなる「巻き肩」になる。腕を強く振り下ろしたときに痛みが出るのも、前鋸筋が弱っている証拠。

前鋸筋がサボると小胸筋ががんばりすぎて肩甲骨が前に引き寄せられて巻き肩に。斜角筋にも力が入り、首こりやストレートネックの原因に。

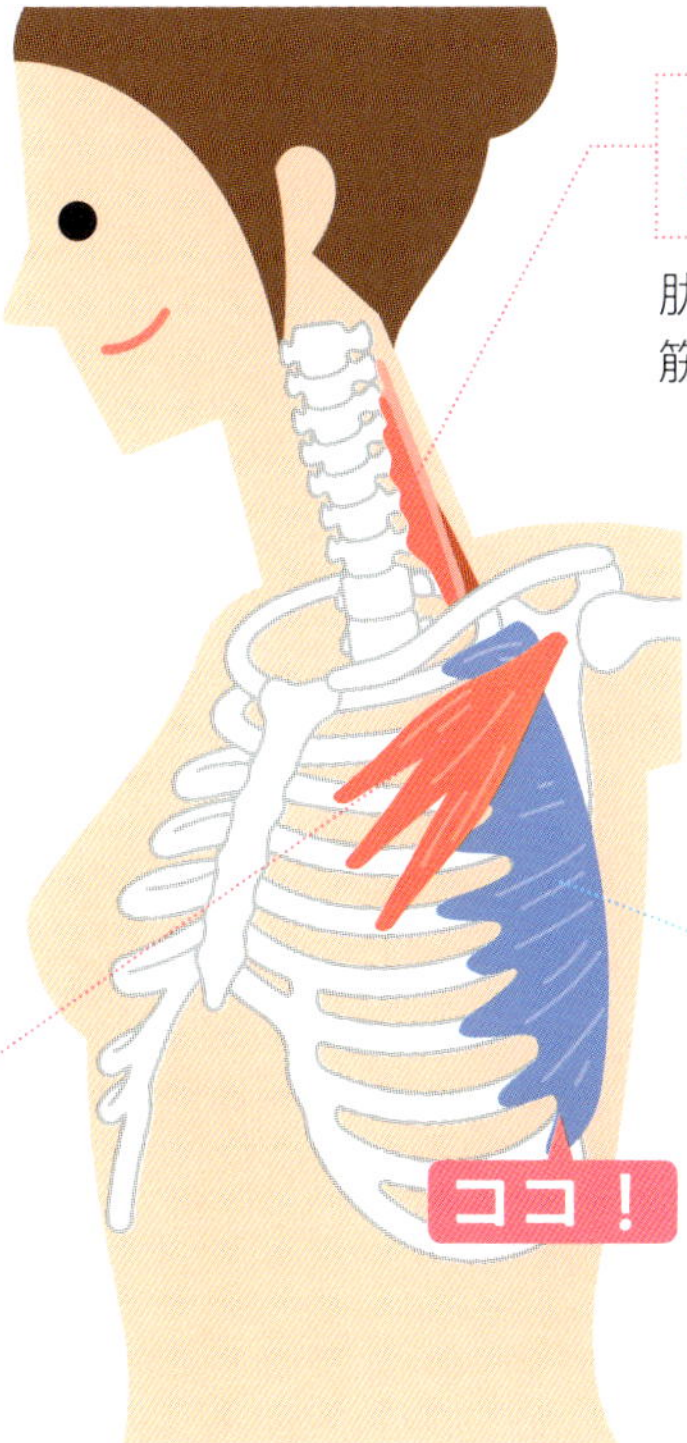

ガンバリ筋

斜角筋《しゃかくきん》

肋骨から首につながる筋肉。

ガンバリ筋

小胸筋《しょうきょうきん》

前鋸筋の上にあり、大胸筋の下にある筋肉。

サボリ筋

前鋸筋

肋骨から肩甲骨の内側につながる筋肉。肩甲骨を外側に引き出す。

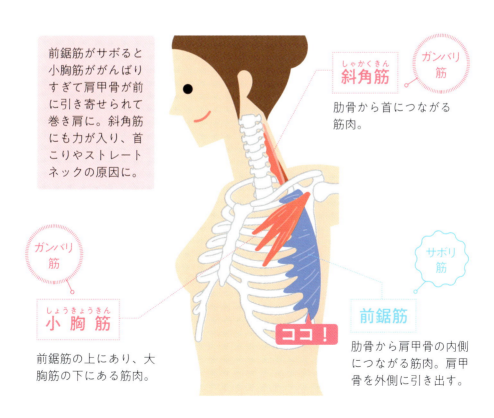

【菱形筋トレーニング】肩甲骨寄せのポーズ

Point 1
親指を上から
下に回す

手は外回しで
後ろ向きに

顔は反対方向に
肩を上げない
背すじまっすぐ
ひじは
軽く曲げる
手のひらは後ろに
自然に下ろす

Point 2
ひじの角度は
90度より広く

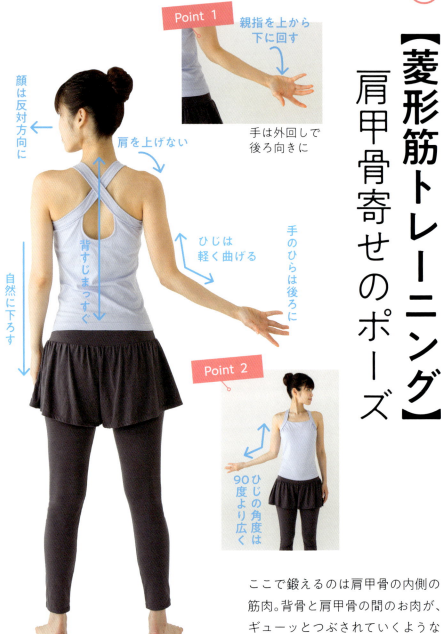

ここで鍛えるのは肩甲骨の内側の筋肉。背骨と肩甲骨の間のお肉が、ギューッとつぶされていくようなイメージで動かそう。

上半身をひねっちゃダメ。腕だけ回して肩甲骨を内側へ

1 足を肩幅に開いて立ち、右ひじを外側に軽く曲げて、手のひらを後ろに向ける。

2 体は正面に向けたまま、顔を左に向ける。ひじを背中に寄せるようにして後ろに引く。肩甲骨を背骨に寄せるように力をこめて10秒キープ。

3 反対の腕も同様に。

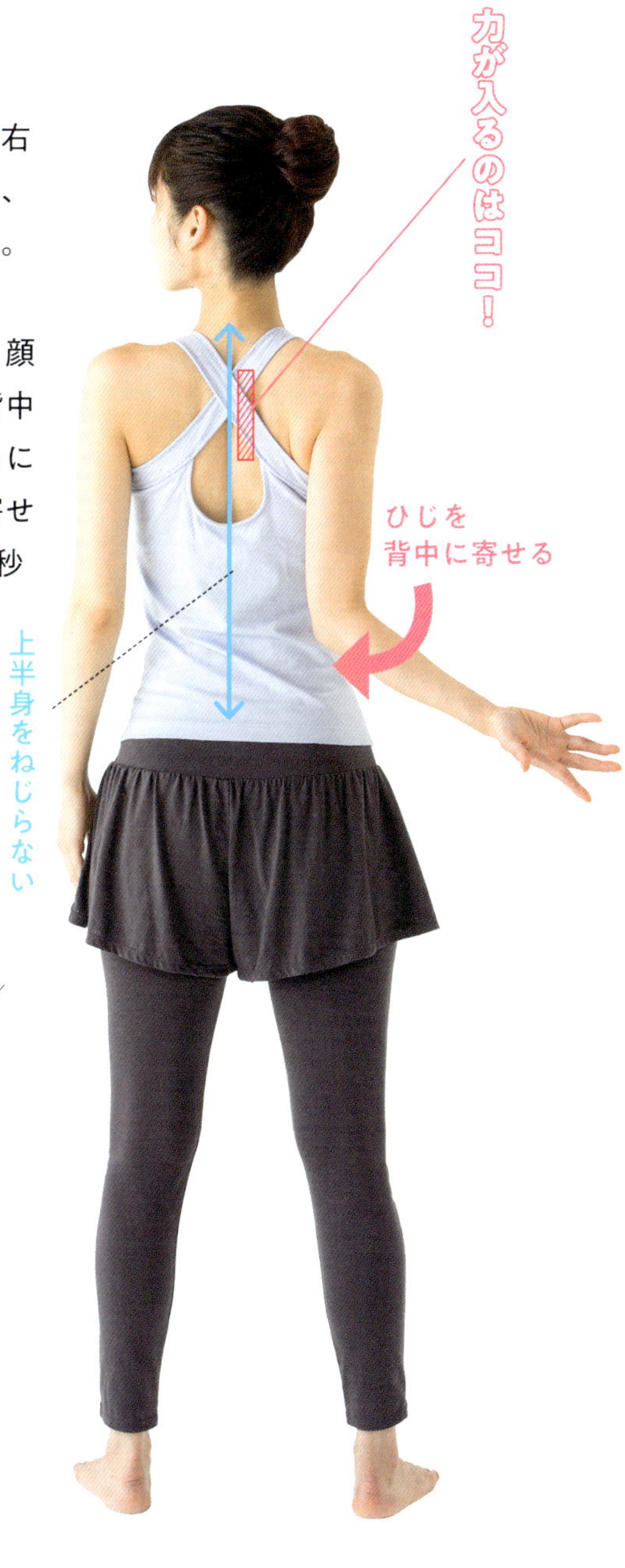
力が入るのはココ!
ひじを
背中に寄せる
上半身をねじらない

＼前から見ると／

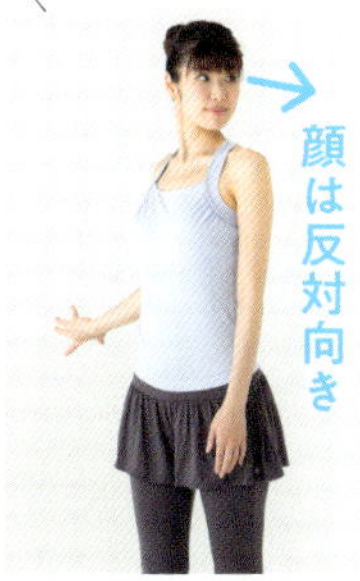
顔は反対向き

＼横から見ると／

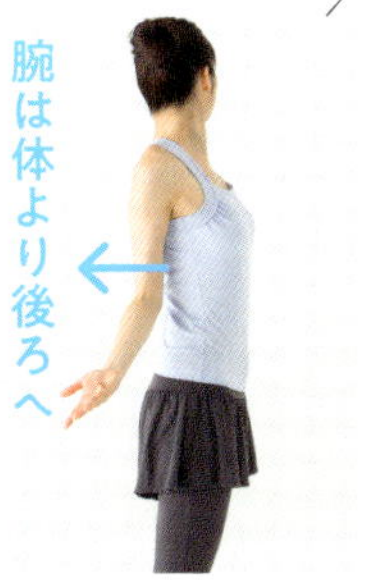
腕は体より後ろへ

体は正面向きにし、ねじらない。

【菱形筋関トレ
重要ポイント】

「菱形筋が肩甲骨と背骨にはさまれてる！」と感じて

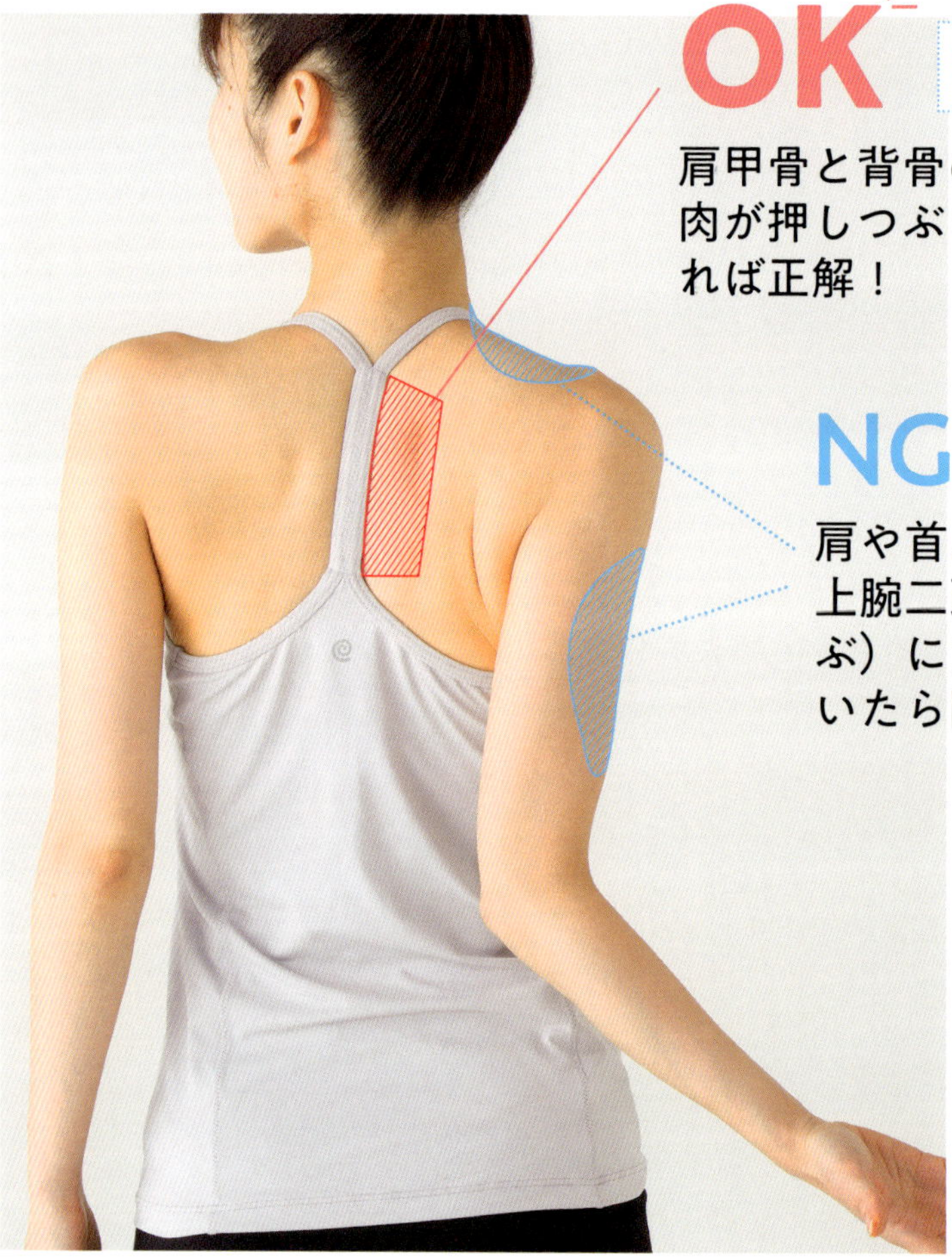

OK 菱形筋

肩甲骨と背骨の間の筋肉が押しつぶされていれば正解！

NG!

肩や首、
上腕二頭筋（力こぶ）に力が入っていたら間違い！

NGポーズに気を付けて

ひじが90度以上曲がっている

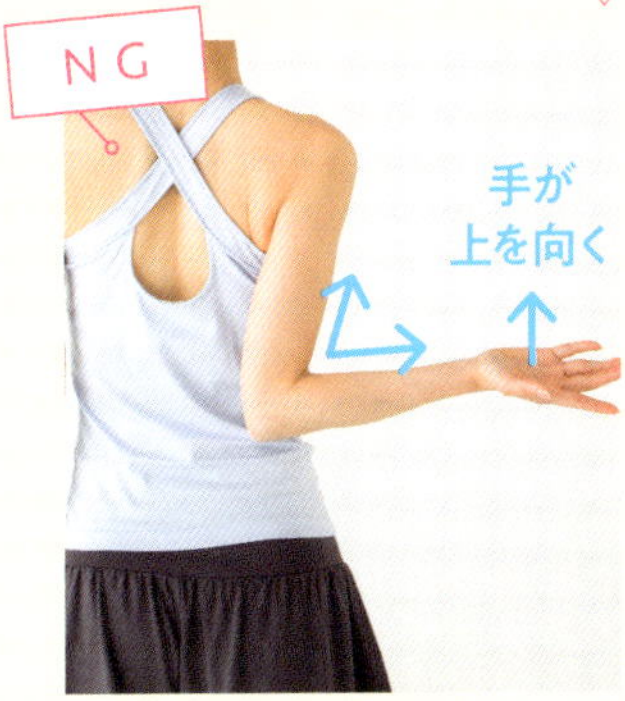

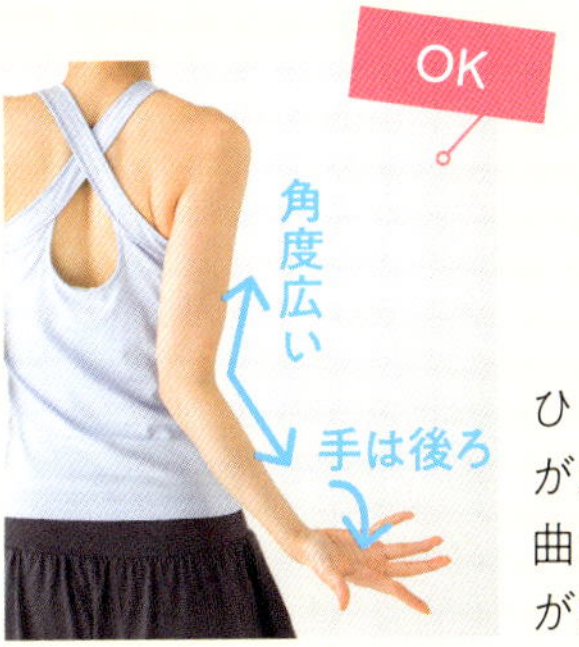

ひじの角度は重要。ひじが左の写真のように深く曲がっていると、肩甲骨が動きにくくなる。

手のひらが前を向いている

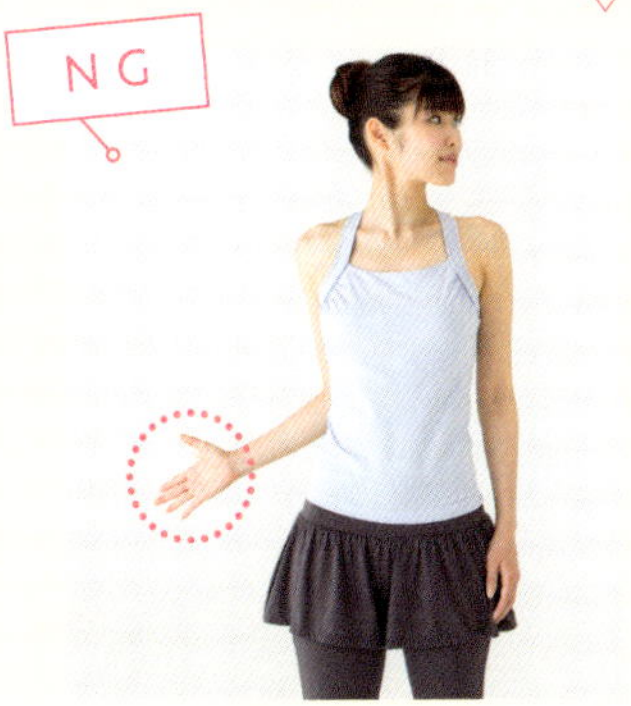

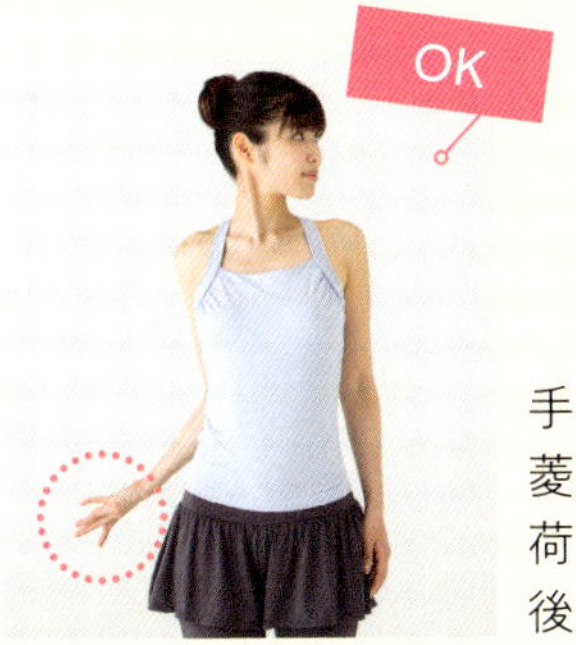

手のひらが前を向くと、菱形筋ではない筋肉に負荷がかかる。できるだけ後ろ向きに。

腰をひねっている

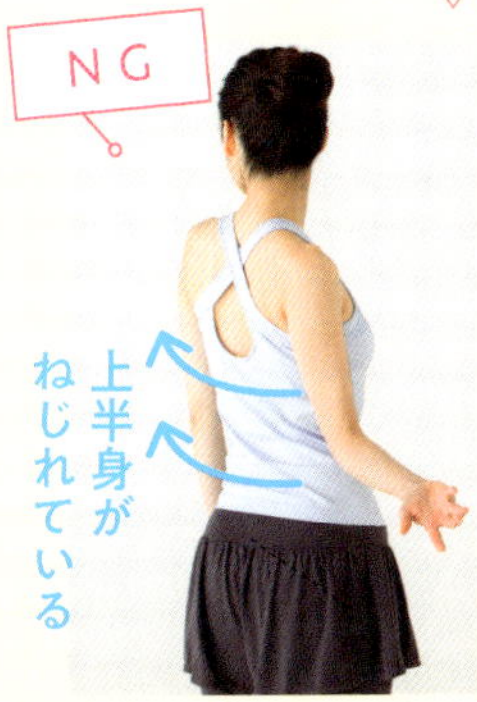

上半身までひねってしまうと菱形筋が動かない。

痛いときには……腕を前にして

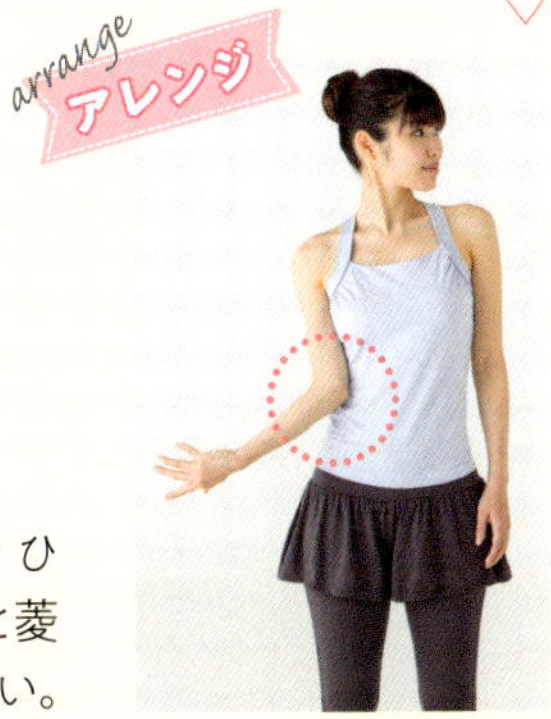

肩が痛くてできない場合は、ひじを体の前に出してもOK。肩甲骨が寄っていることを意識して。

肩甲骨の関トレ Ⓑ

【前鋸筋トレーニング】T字パワーのポーズ

肩甲骨の外側（前側）の筋肉を鍛える運動。動こうとする腕を、もう片方の手で阻止。このとき脇の下に力が入ることが大事。

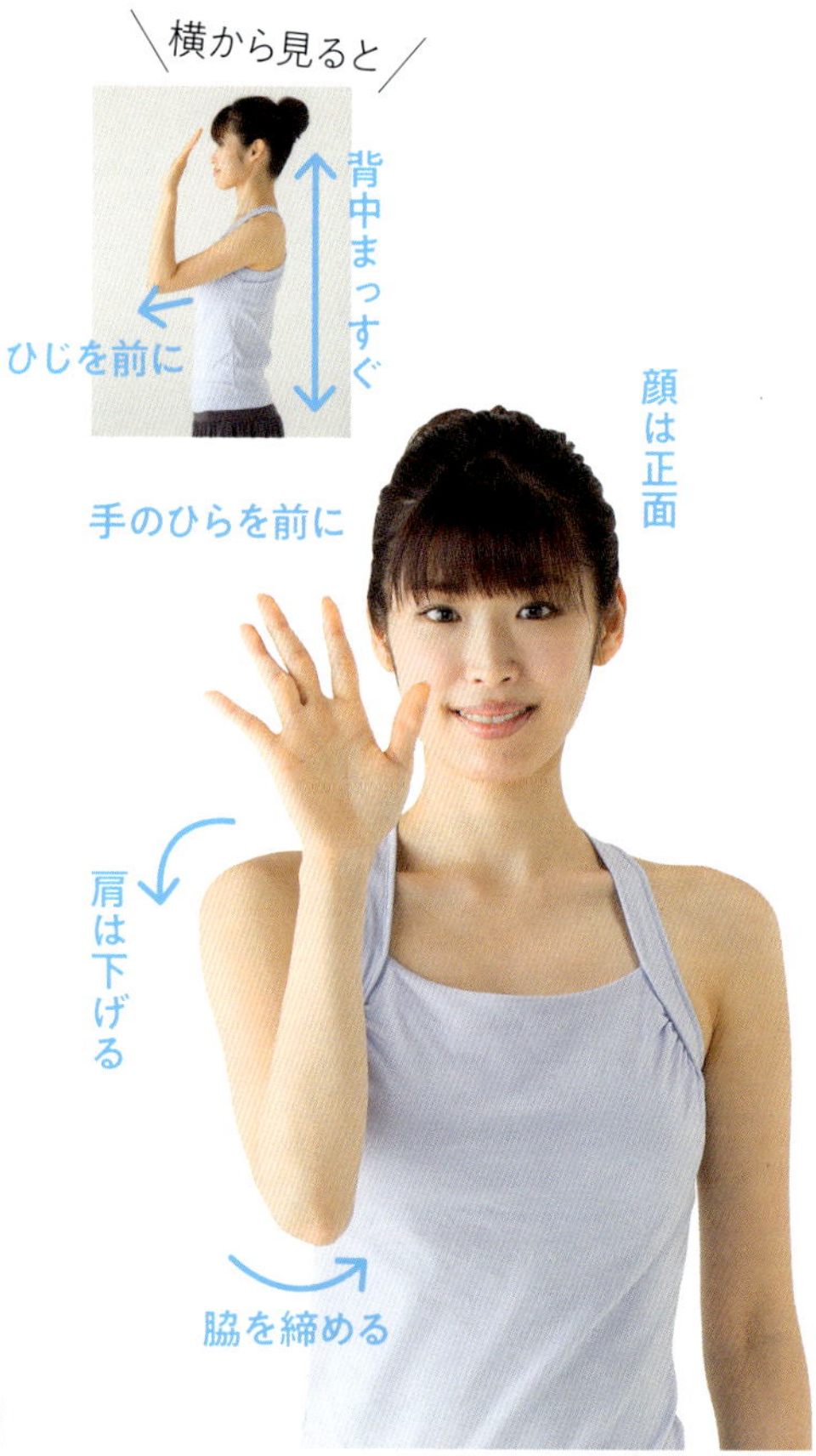

横から見ると
背中まっすぐ
ひじを前に
顔は正面
手のひらを前に
肩は下げる
脇を締める

1 脇を締めて右ひじを曲げ、手のひらを正面に向けパーに開く。

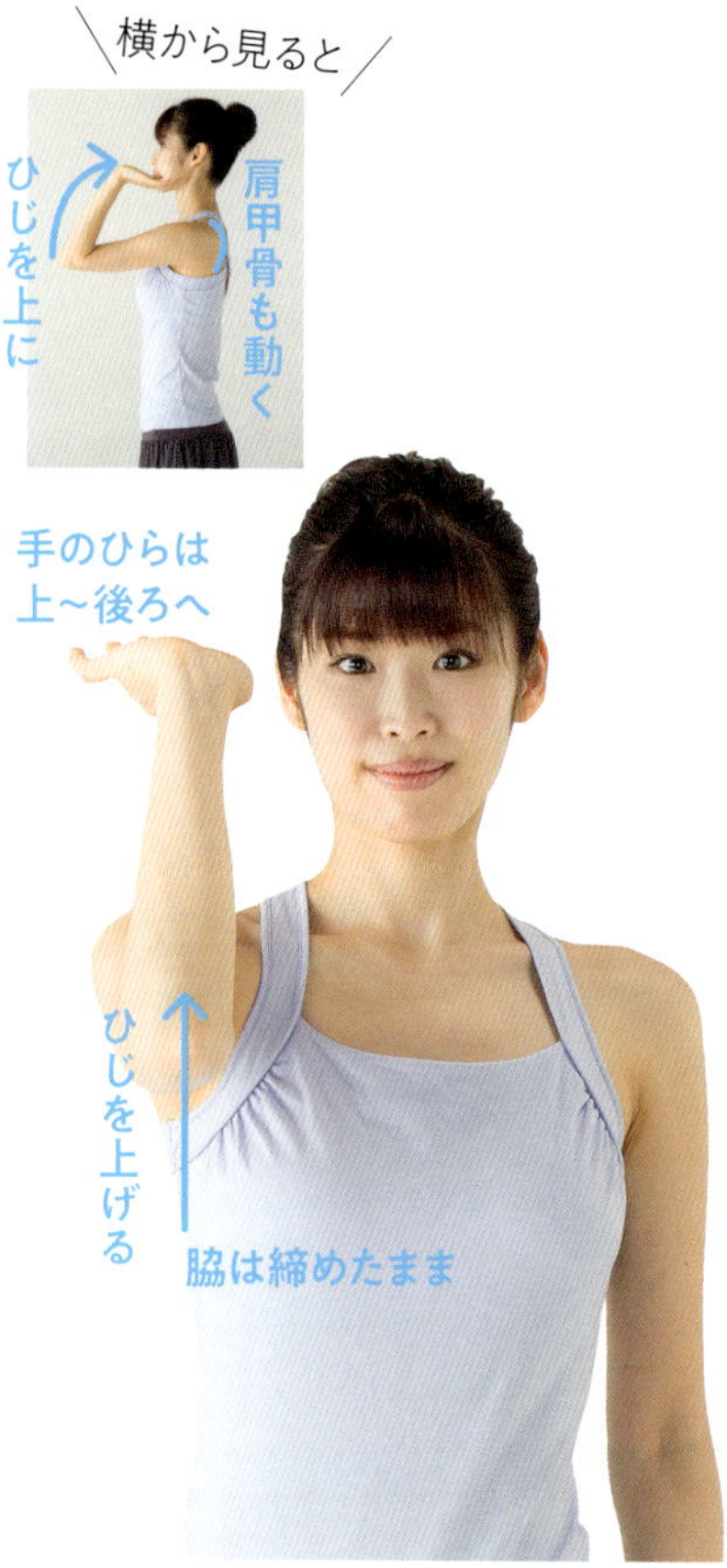

横から見ると
ひじを上に
肩甲骨も動く
手のひらは上〜後ろへ
ひじを上げる
脇は締めたまま

2 ひじを持ち上げるようにして、腕を高く上げていく。

動こうとする腕。押さえる手。
脇の下の筋肉に全力をこめよう！

ひじがのびている

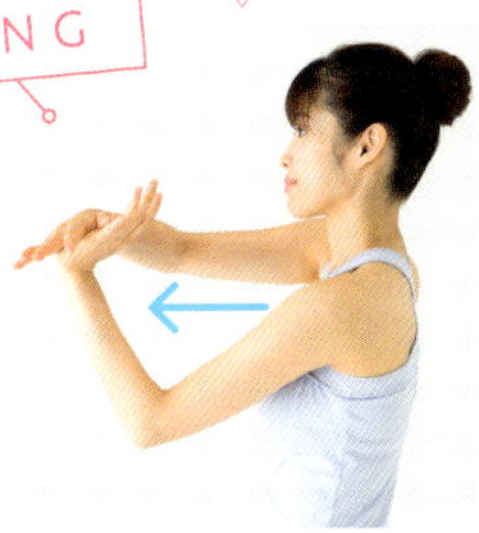
NG

腕だけに力が入ってしまう。

肩が上がっている

NG

肩に力が入ってしまう。

脇が開いている

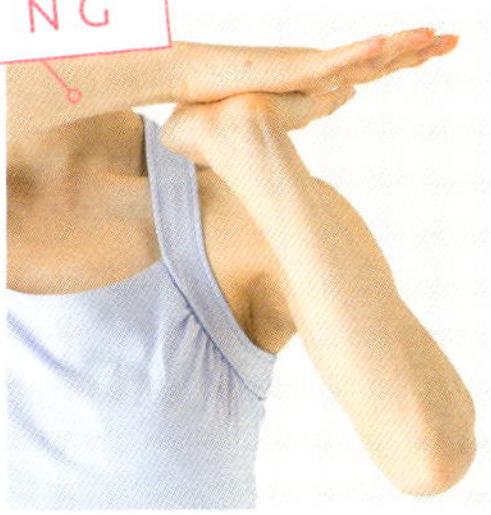
NG

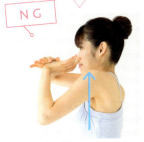

脇の下に力が入らなくなる。

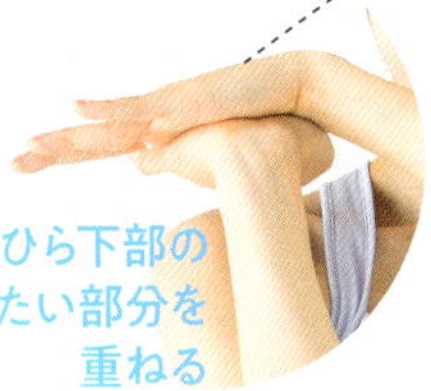
上の手は横向き
手のひら下部のかたい部分を重ねる

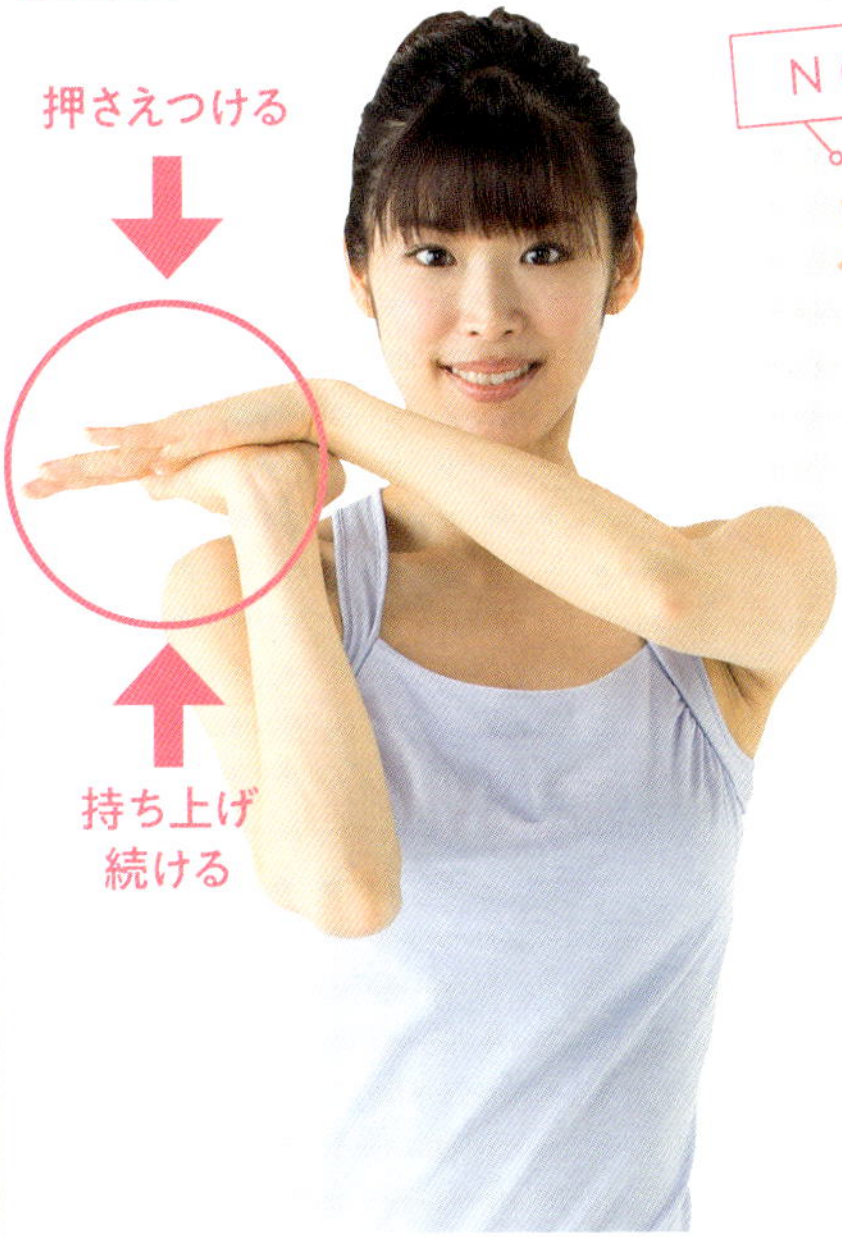
押さえつける
持ち上げ続ける

横から見ると

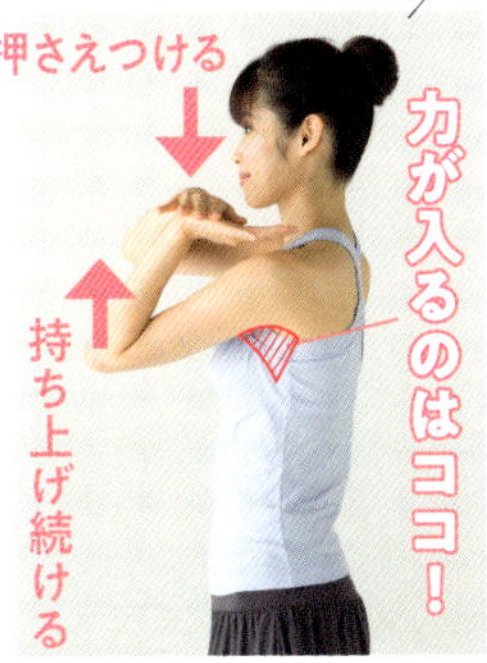
押さえつける
持ち上げ続ける
力が入るのはココ！

下の手が横向き

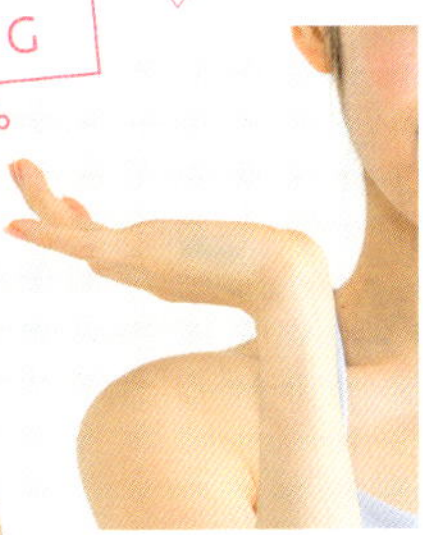
NG

背中側に力が入ってしまう。

3 ２の手にもう片方の手をのせて動きを止める。両手が全力で押し合ったまま10秒キープ。

4 反対側も同様に。

【前鋸筋関トレ重要ポイント】

「脇の下に何かがはさまっている」と感じるくらい力を入れて

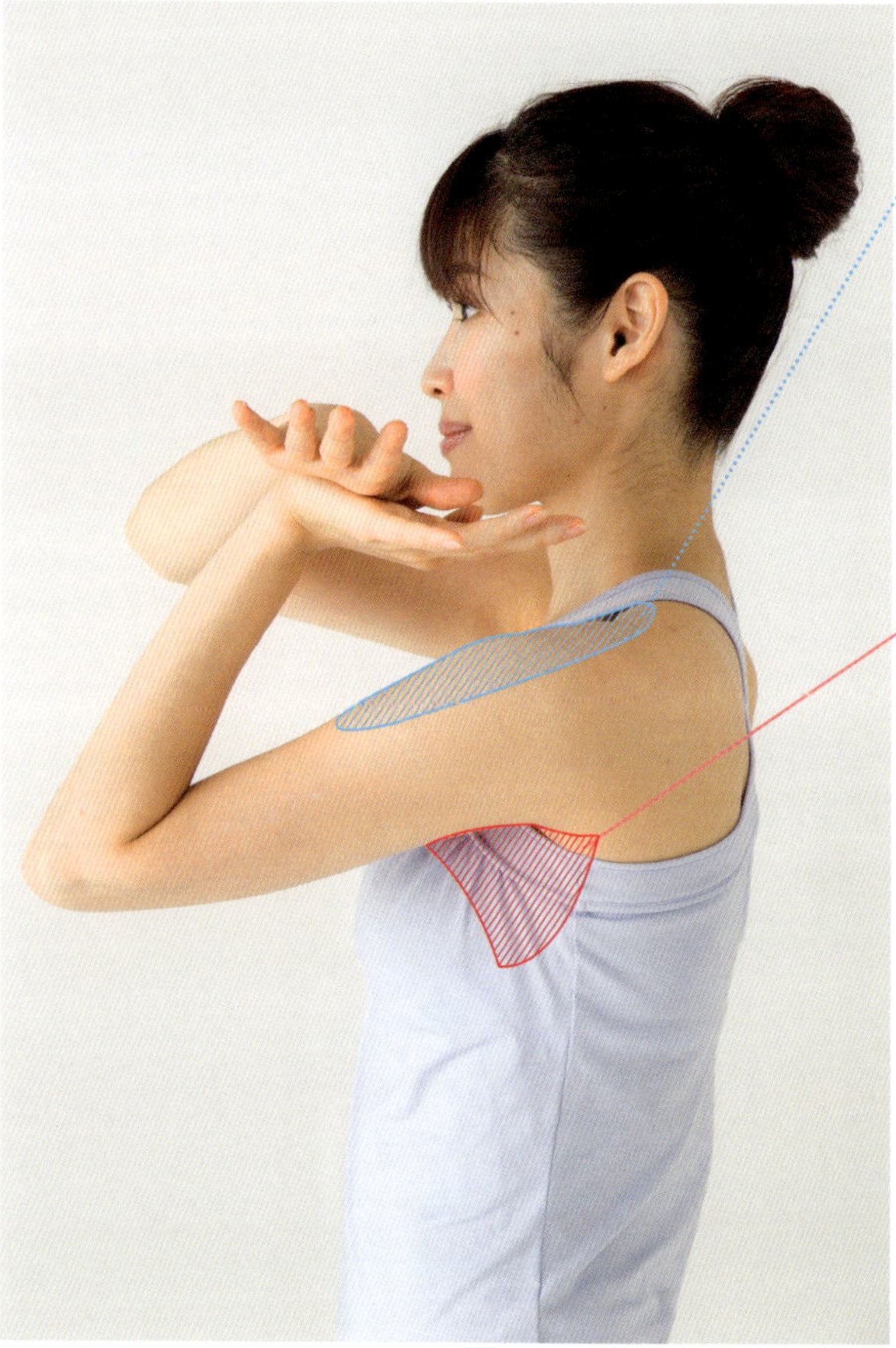

NG!

首の後ろから肩にかけての筋肉に力が入っていたら間違い！

OK

前鋸筋

肩甲骨から脇の下までに力が入れば正解！

ＮＧポーズの場合、肩の後ろ側・肩・上腕にかけて力が入り、脇の下には力が入らない。脇の下に何かがはさまっているような圧力を感じていることが重要。

LESSON

5

肩の痛みを治す！
肩の関トレ

肩関節は、肩甲骨と上腕骨が接合する関節のことを言います。腕を上げたり、下げたり、ひねったりできるのも、この関節のおかげ。可動域が大きいぶん負担も大きいのが特徴で、「四十肩」「五十肩」と言われるように、年齢とともに腕が上がりにくくなる人も多いものです。鍛えるべきは、肩の前部分を支える肩甲下筋と、肩の後ろを支える上腕三頭筋。この２つで肩関節は安定します。

　肩関節が弱ると肩こりもひどくなりますから「肩こりを改善したい」と思ったら、肩甲骨の関トレと合わせて実践するといいでしょう。

肩関節の
サボリ筋
A

肩前方の奥の筋肉

肩甲下筋《けんこうかきん》

サボリ度★★★☆

前鋸筋（P69）とつながっているため、前鋸筋がサボると肩甲下筋もサボり始め、肩が前に出て巻き肩になってしまう。肩を前方にひねる筋肉（ボール投げなど）なので、野球部ではチューブを引っ張って鍛えることがあるが、多くの場合は大胸筋だけ鍛えられて肩甲下筋はサボり続ける。関トレがおすすめだ。

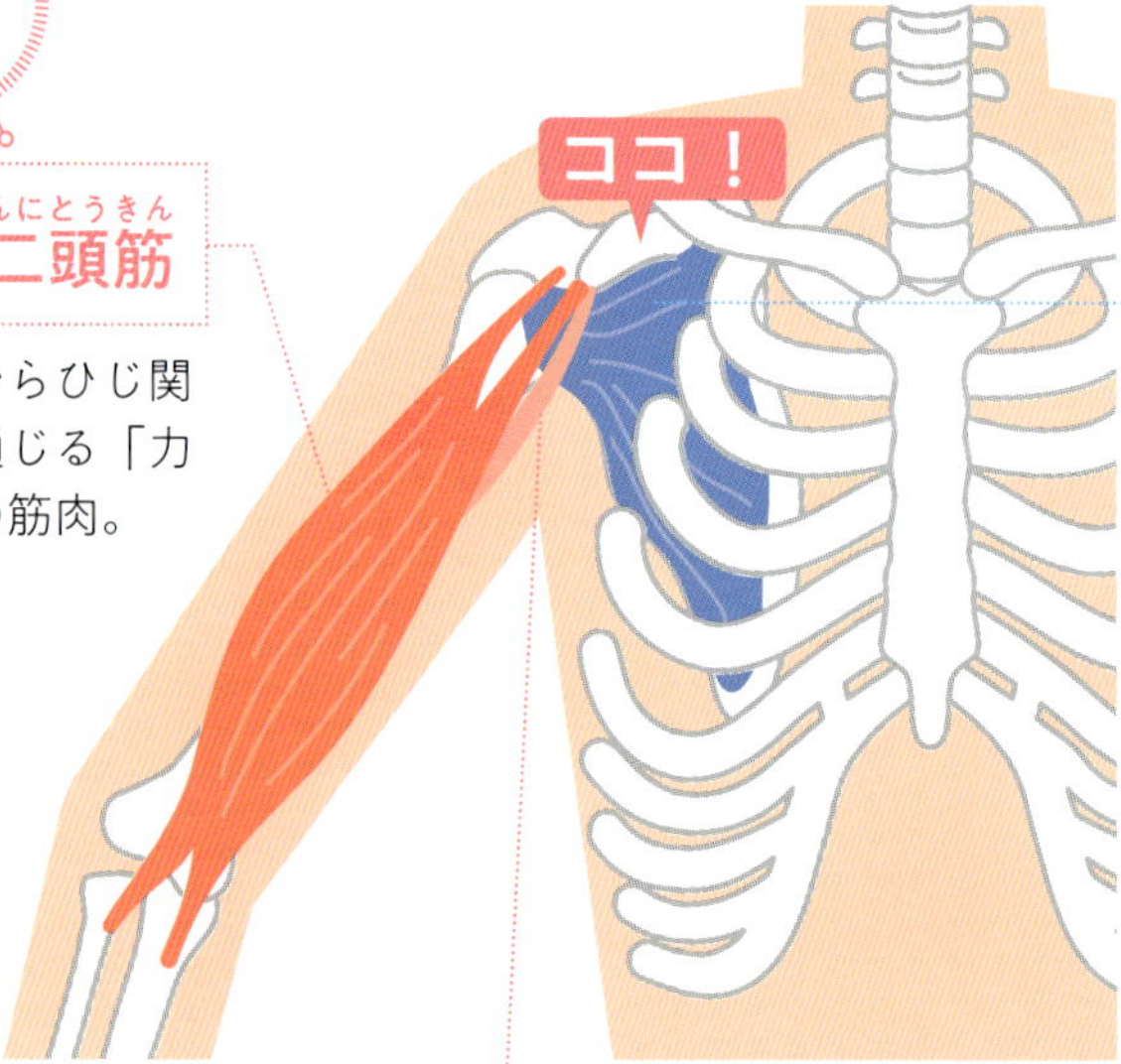

ガンバリ筋

上腕二頭筋《じょうわんにとうきん》

肩甲骨からひじ関節まで通じる「力こぶ」の筋肉。

サボリ筋

肩甲下筋

肩甲骨の前面から上腕骨につながるインナーマッスル。

ガンバリ筋

烏口腕筋《うこうわんきん》

肩甲骨の先端から上腕をつなぐ筋肉。

どれも肩の前方にある筋肉なので、肩を振り下ろすときの負荷がこの2つのガンバリ筋にのしかかる。

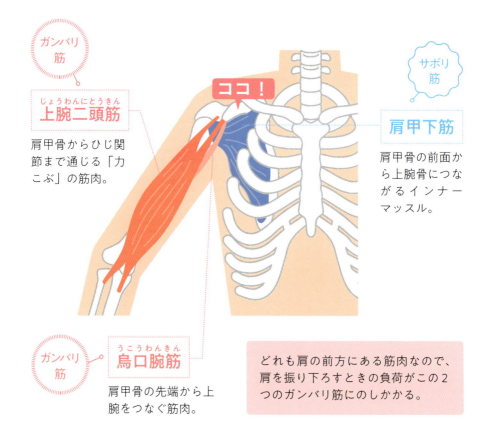

肩関節の

サボリ筋

B

二の腕の「振り袖」筋肉

上腕三頭筋《じょうわんさんとうきん》

サボリ度★★★★

上腕にある筋肉群の中の大きな筋肉。物を頭上に押し上げる筋肉で、日常生活の中で使われる機会が多い。年齢とともにゆるんでしまい「たるんだ二の腕」になる。ここを鍛えると、男性なら腕がガッシリして上腕二頭筋の力こぶがさらに盛り上がる。女性なら二の腕がきれいに引き締まる。

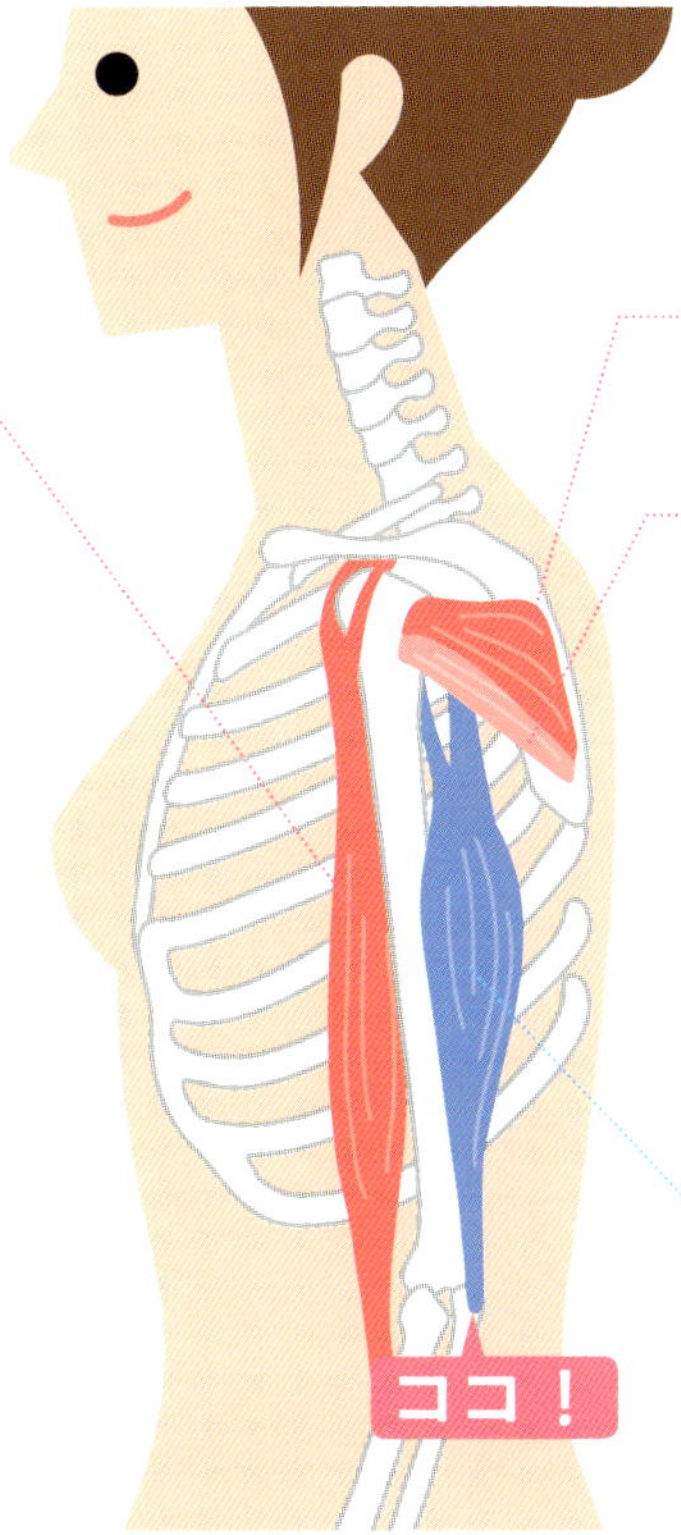

ガンバリ筋
上腕二頭筋《じょうわんにとうきん》
ガンバリ筋
棘下筋《きょくかきん》
小円筋《しょうえんきん》
サボリ筋
上腕三頭筋
ココ！

肩関節の根元につく筋肉。腕を外側に振る。

肩甲骨・上腕からひじにつながる筋肉。腕の後ろ側にある。

上腕三頭筋がサボると、似た機能を担当するこれらの筋肉が過剰にがんばるので、肩の後ろを痛める。

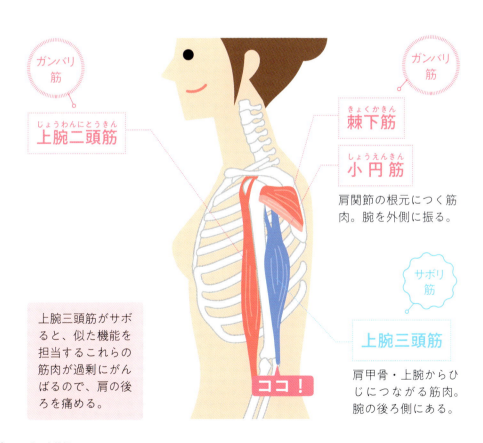

肩関トレ Ⓐ

【肩甲下筋トレーニング】ひとり腕ずもう

動こうとする腕をもう片方の腕で押さえることで、肩の付け根に力をこめる運動。ひじの角度と手の向きが大事。

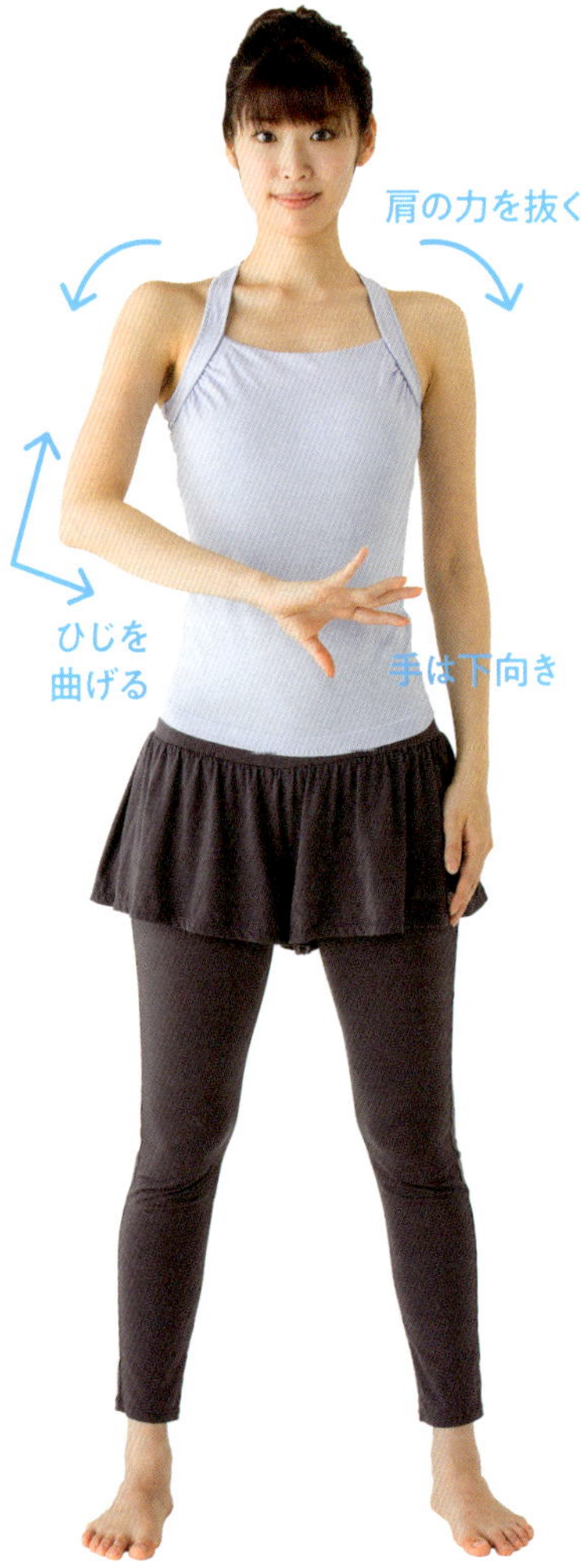
肩の力を抜く
ひじを
曲げる
手は下向き

1 肩の力を抜いて立ち、右の手のひらを下に向けてひじを曲げる。

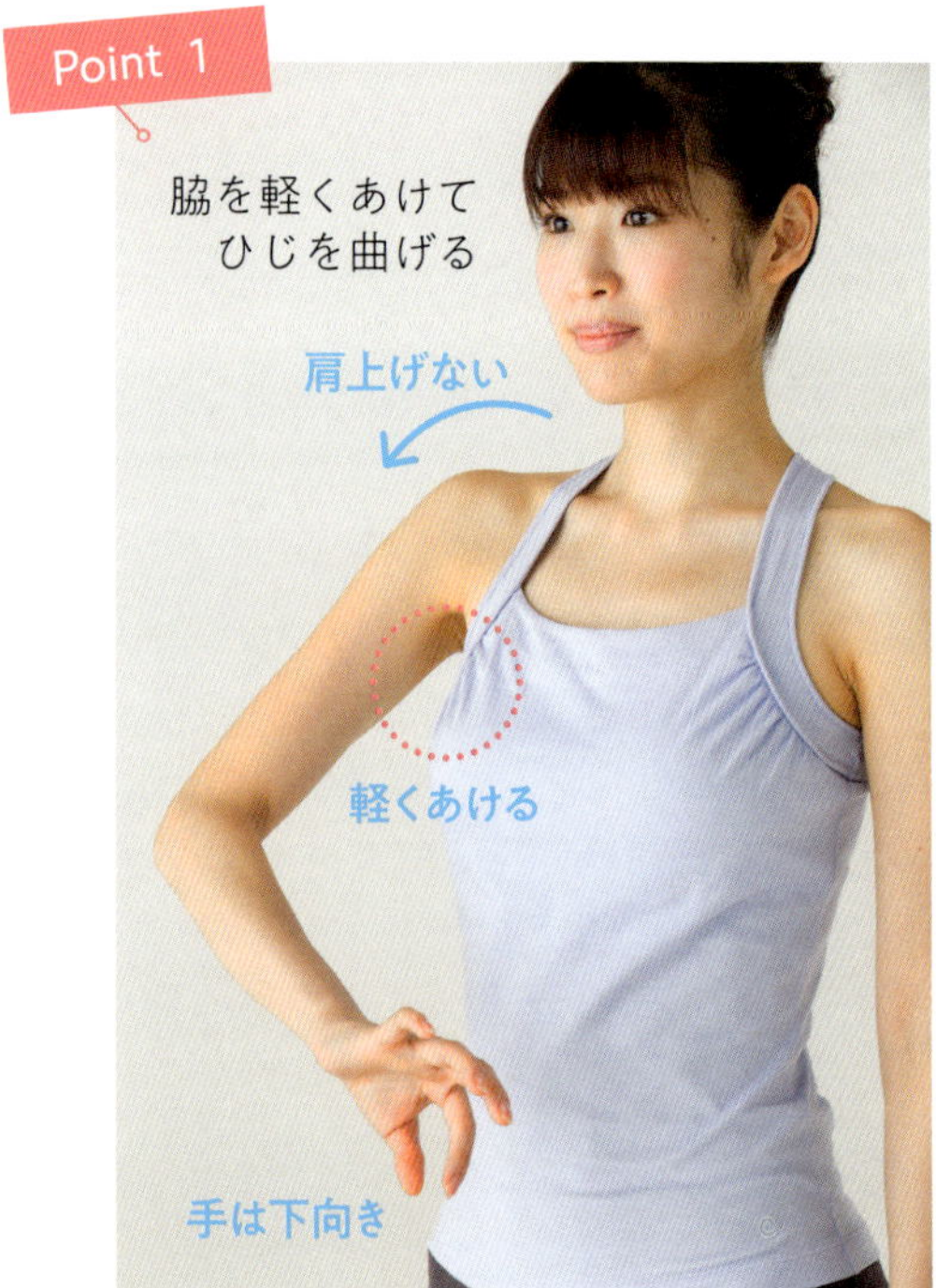
Point 1
脇を軽くあけて
ひじを曲げる
肩上げない
軽くあける
手は下向き

押さえつける手に負けないように
腕を持ち上げれば肩甲下筋が働きだす！

2 反対の手で手首の少し上を押さえる。その腕を全力で押し返すようにしながら 10 秒キープ。

3 反対の腕も同様に。

NG

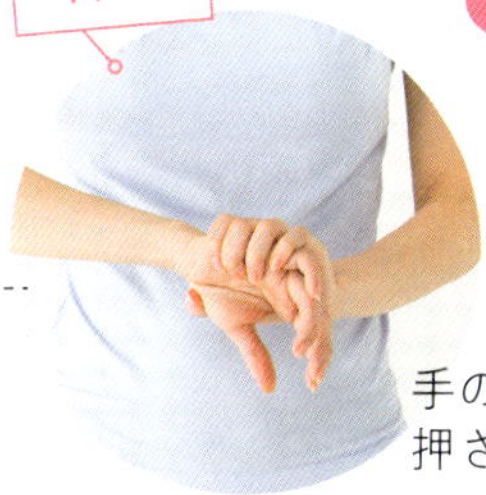

手の甲を
押さえている

Point 2

押さえられた腕を
全力で押し返す

上の手は
手首の少し上を
押さえる

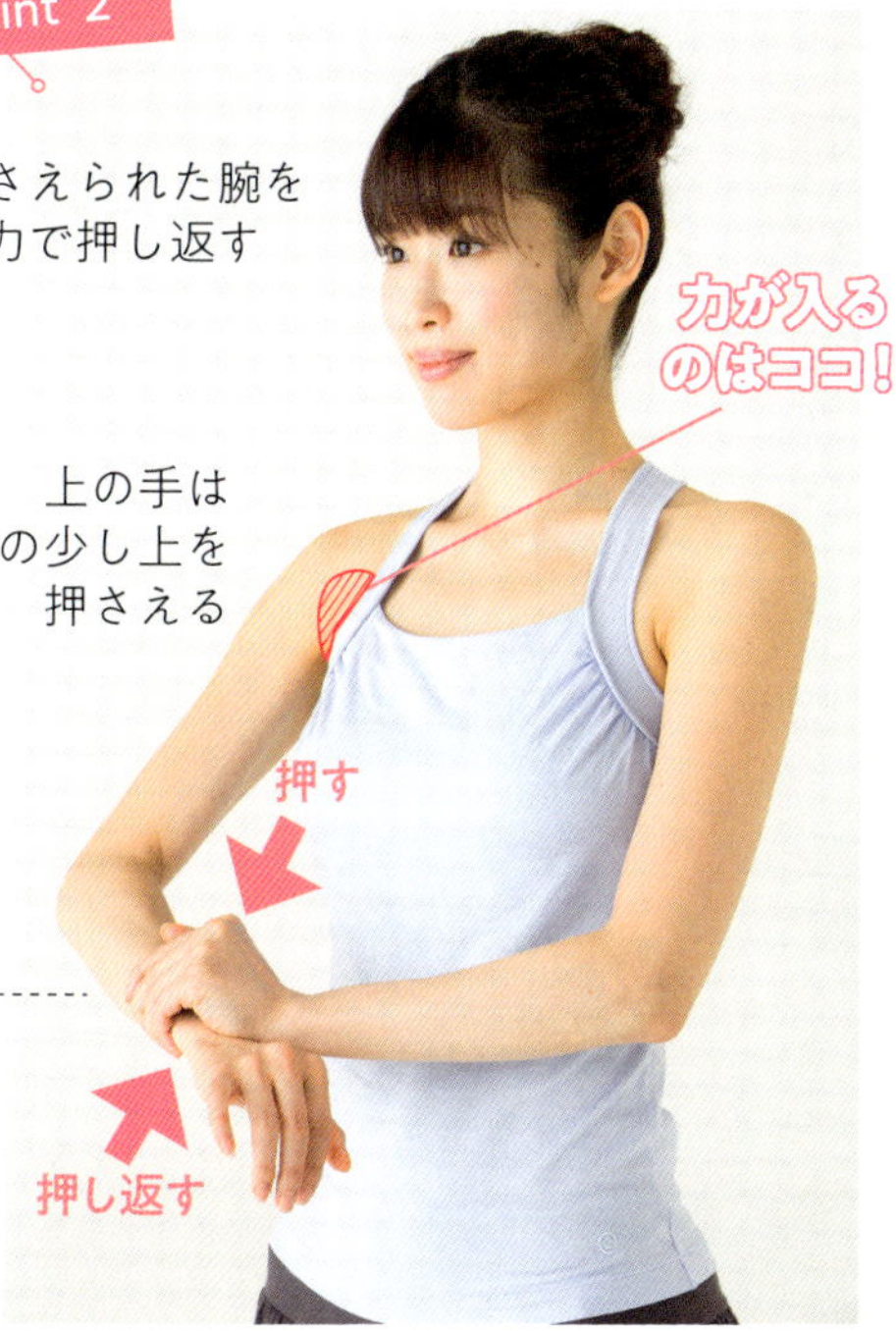
力が入る
のはココ！
押す
押し返す

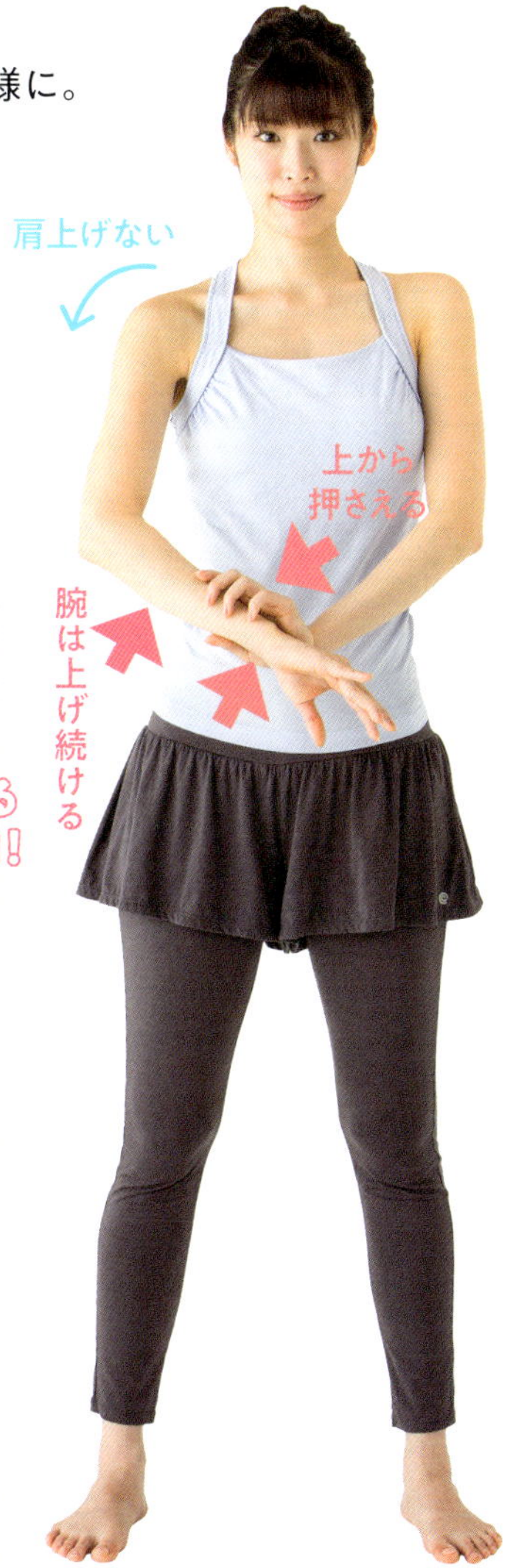
肩上げない
上から
押さえる
腕は上げ続ける

【肩甲下筋関トレ
重要ポイント】

背中やひじの筋肉を使わず、肩のインナーマッスルに意識集中

NG! 首から背中の僧帽筋に力が入っていたら間違い！

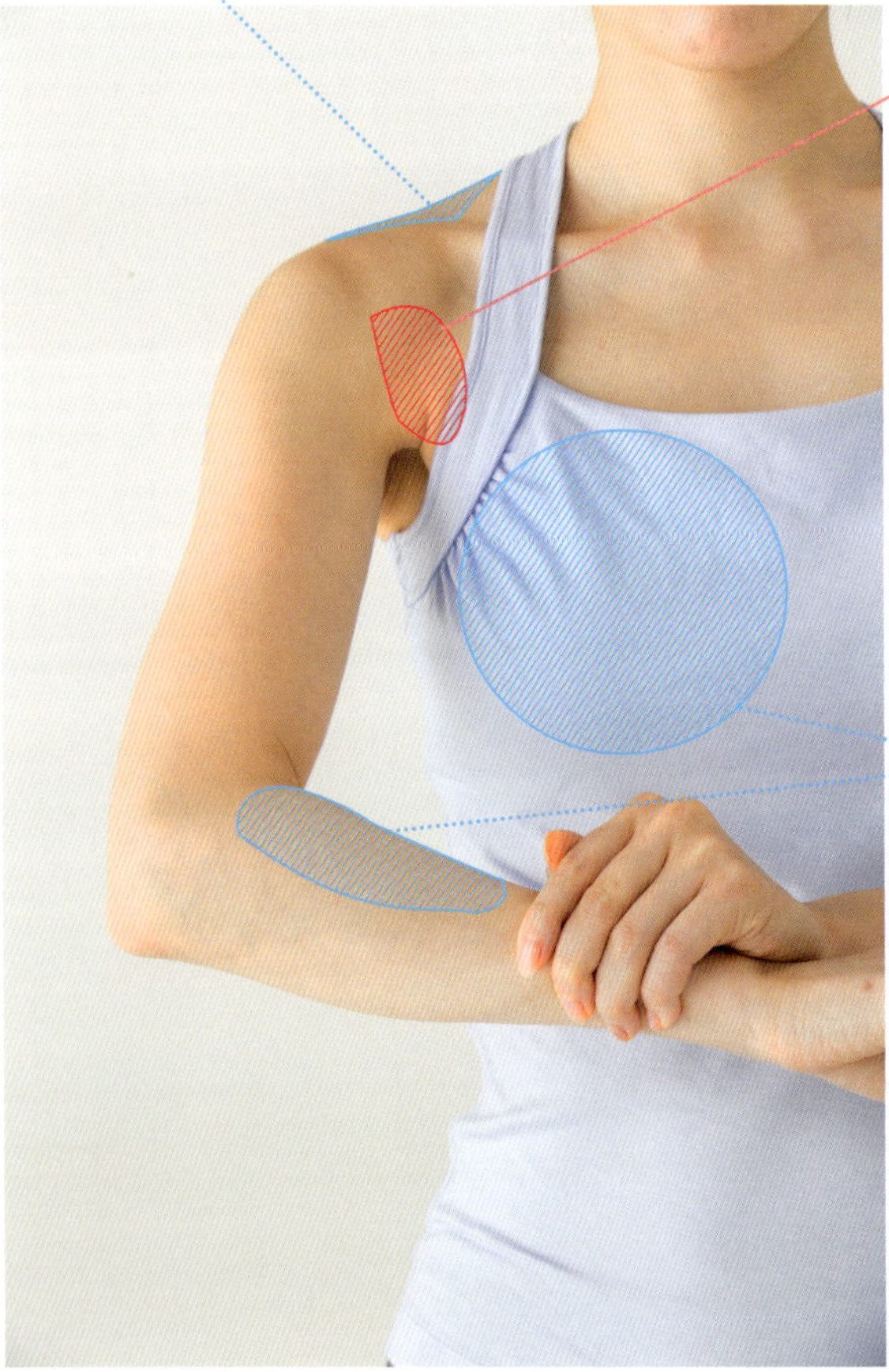

OK

肩甲下筋

肩の前側の奥が、ジワジワ効いてくれば正解！

NG!

ひじや胸の筋肉などが使われていたら間違い！

ひじに力が入ってしまう場合は手首の関トレを。

ＮＧポーズに気を付けて

肩が上がっている

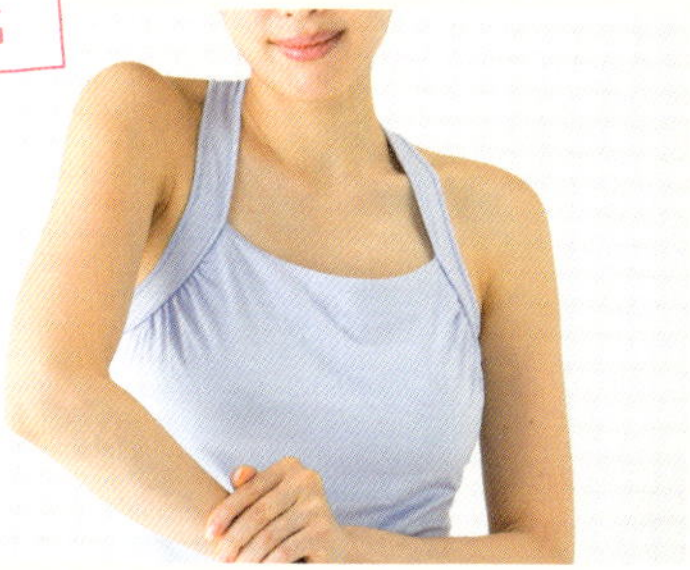
NG

肩が上がると、肩から背中、首の筋肉に力が入ってしまう。

手のひらが内側を向く

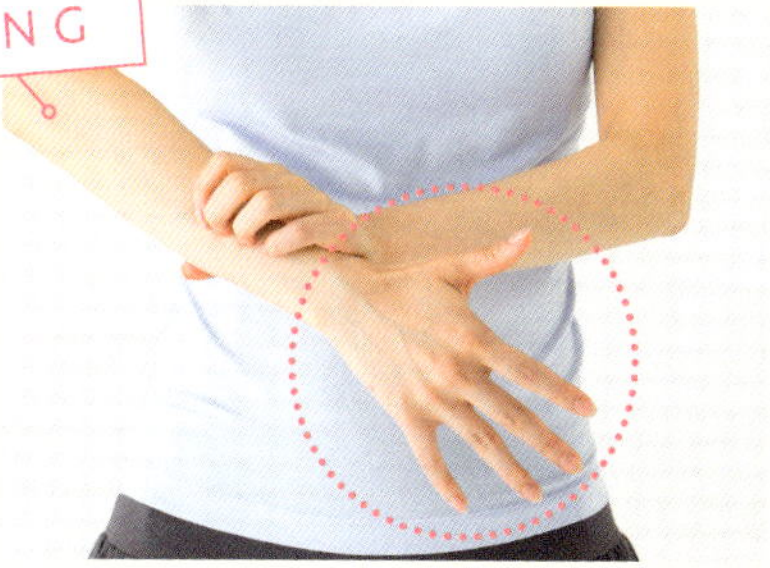
NG

ひじの下や胸に力が入ってしまう。手は必ず下を向けて。

もしも肩やひじが痛かったら……ひじの角度を変えてみよう

arrange
アレンジ
手を前に出すとラクにできることも
手を前に

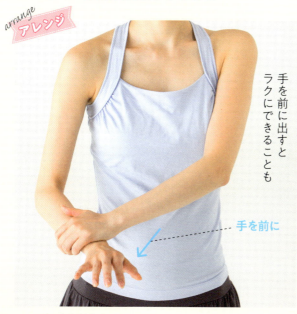

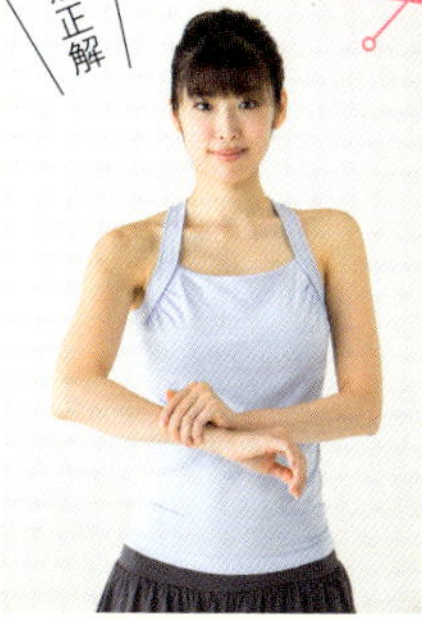
これが正解
OK

ひじの角度を変えると痛みが軽くなる。肩甲下筋に力が入っているか確認しつつ調整を。

肩関トレ Ⓑ

【上腕三頭筋トレーニング】みんなおいで!のポーズ

1 肩の力を抜いて立つ。ひじを曲げて、両方の手のひらを外側に向ける。

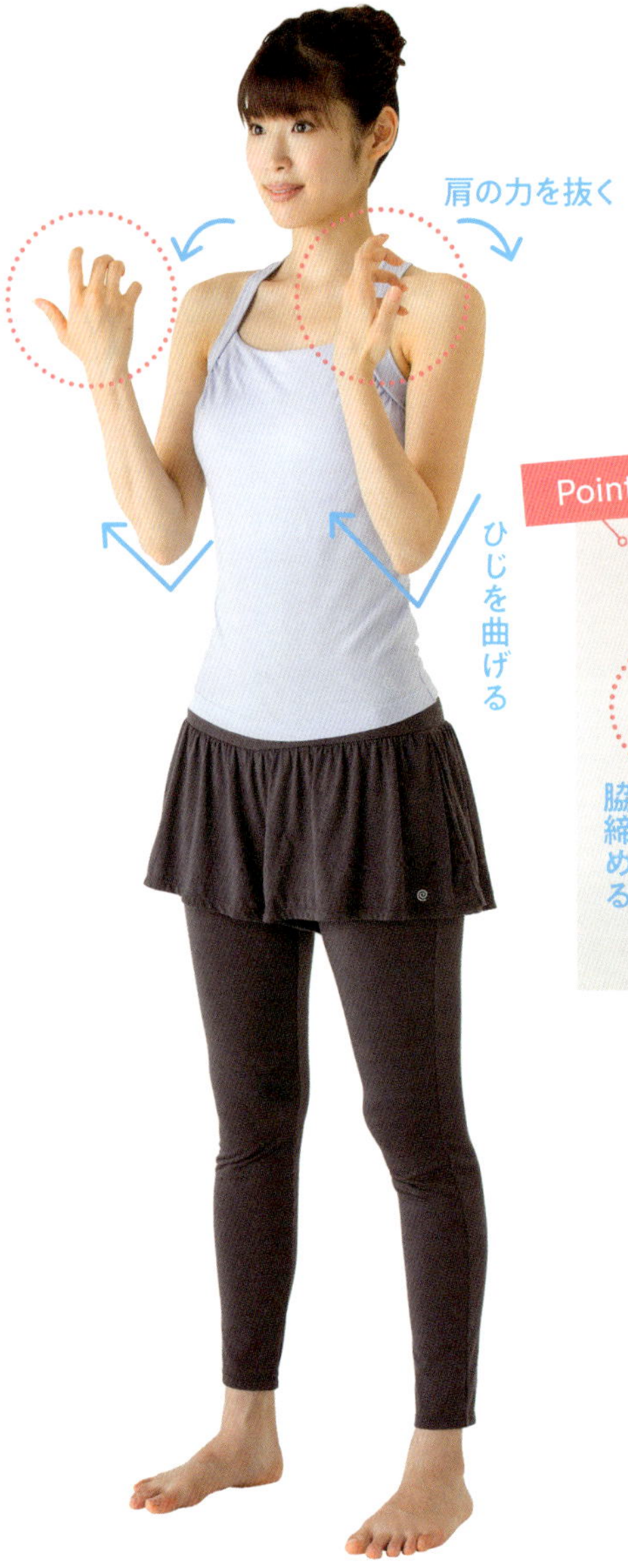

肩の力を抜く
ひじを曲げる

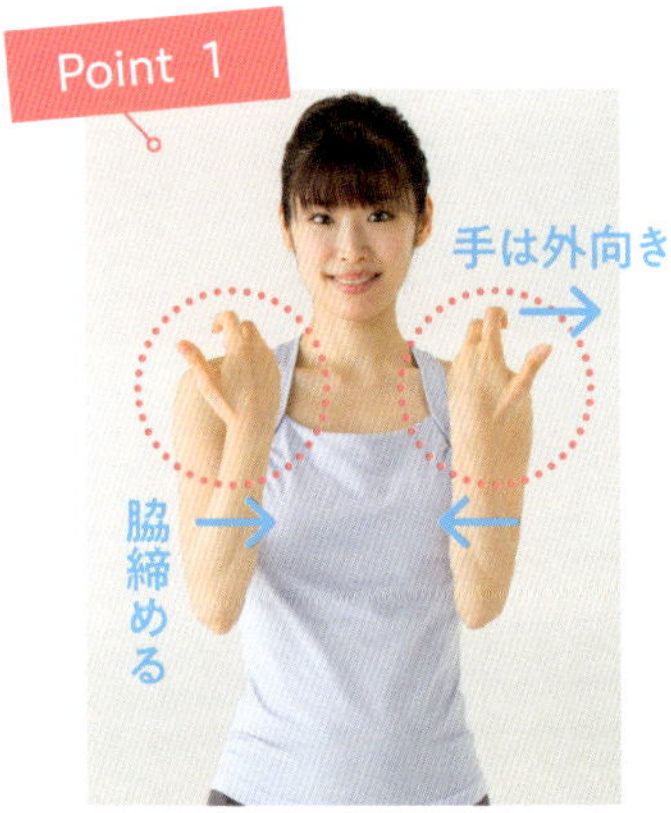

Point 1
手は外向き
脇締める

両手を力いっぱい前に出すことで、二の腕の下側の筋肉が引き締まる。手首の角度に注意して、ゆるみがちな二の腕に力をこめよう。

1で「みんな！」、2で「おいでー！」楽しい気持ちで腕をのばそう！

2 力いっぱい腕を下にのばし、手首を返す。脇を締めたまま10秒キープ。

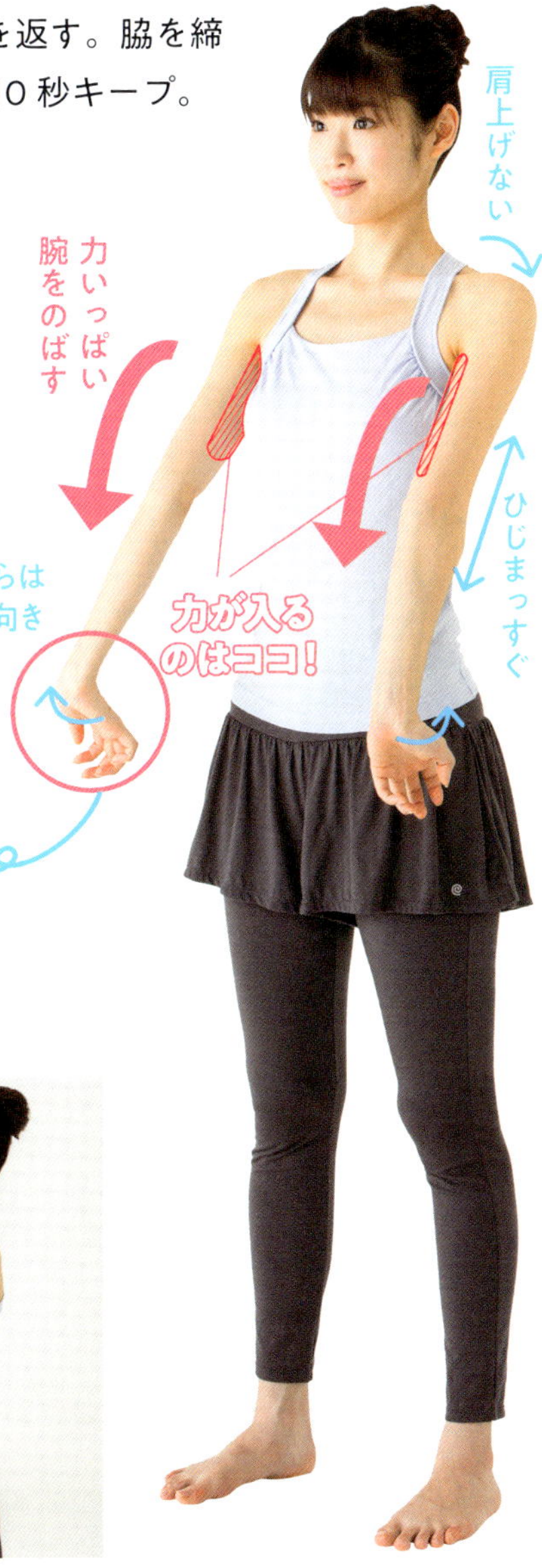

肩上げない
力いっぱい
腕をのばす
ひじまっすぐ
手のひらは外向き
力が入るのはココ！

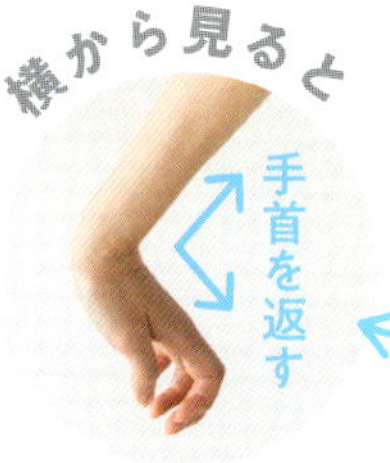

横から見ると
手首を返す

肩が上がっている

▽

NG

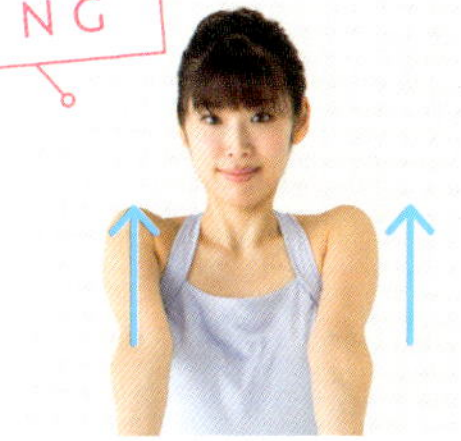

脇が浮いてしまうので力が入らない。

腕が体の後ろ

▽

NG

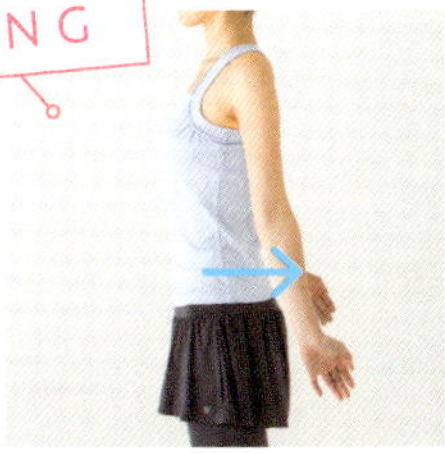

肩や腕の前面に力が入ってしまう。

Point 2

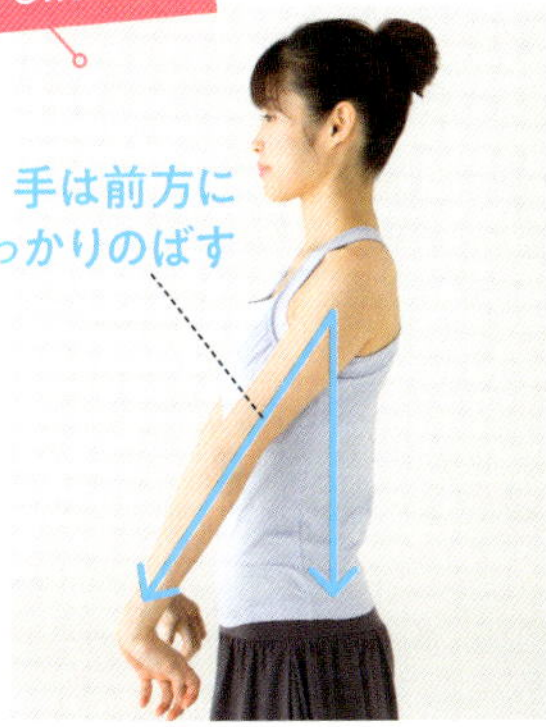

手は前方にしっかりのばす

【 上腕三頭筋関トレ
重要ポイント 】

ひじではなく、上腕の下側全体にグーッと力をこめて

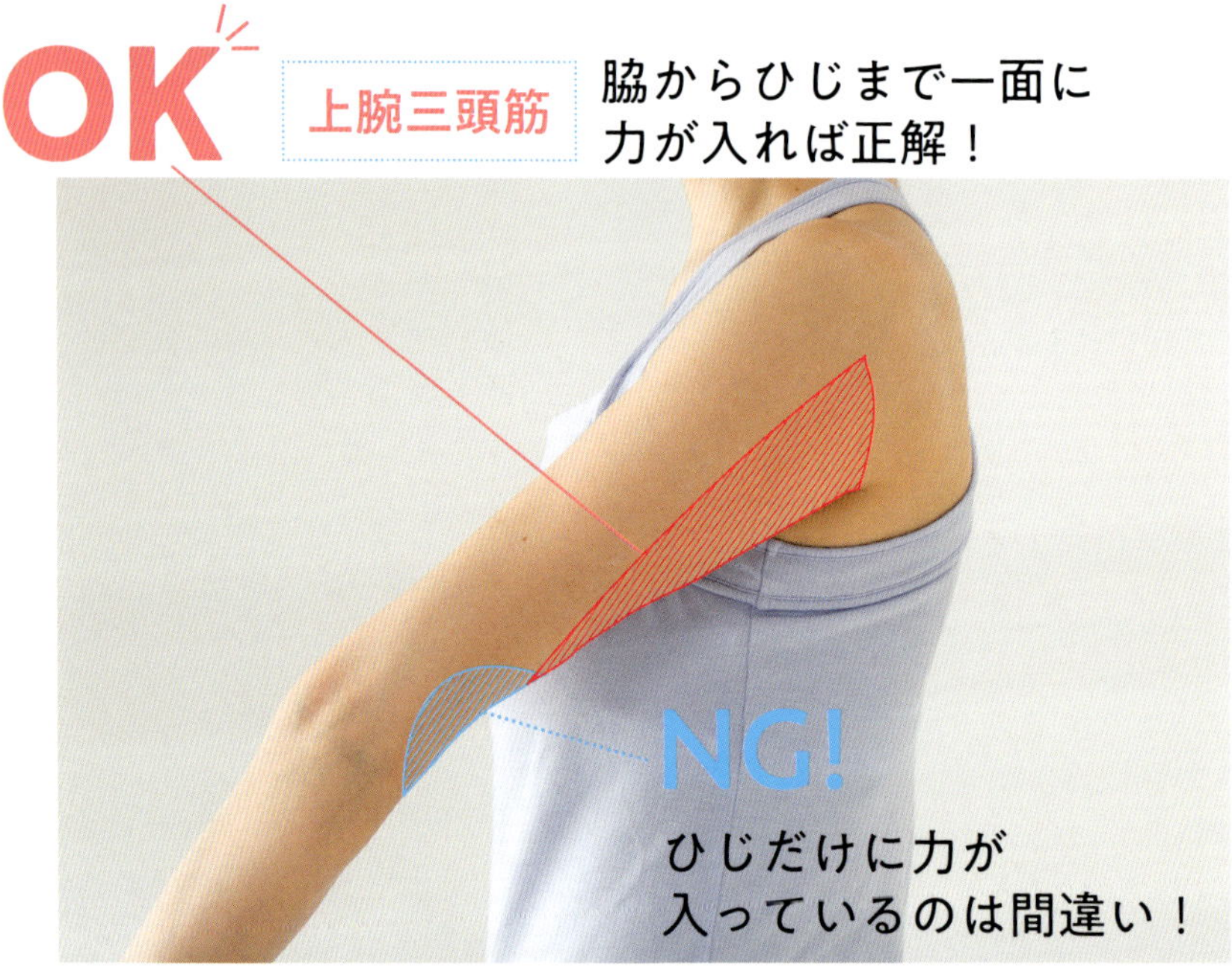
OK
上腕三頭筋
脇からひじまで一面に
力が入れば正解！
NG!
ひじだけに力が
入っているのは間違い！

腕をのばすとき、ひじに力が入りすぎないよう注意。ひじだけでなく、二の腕の下側全体がかたくなるよう意識して。

手のひらが内側を向いている

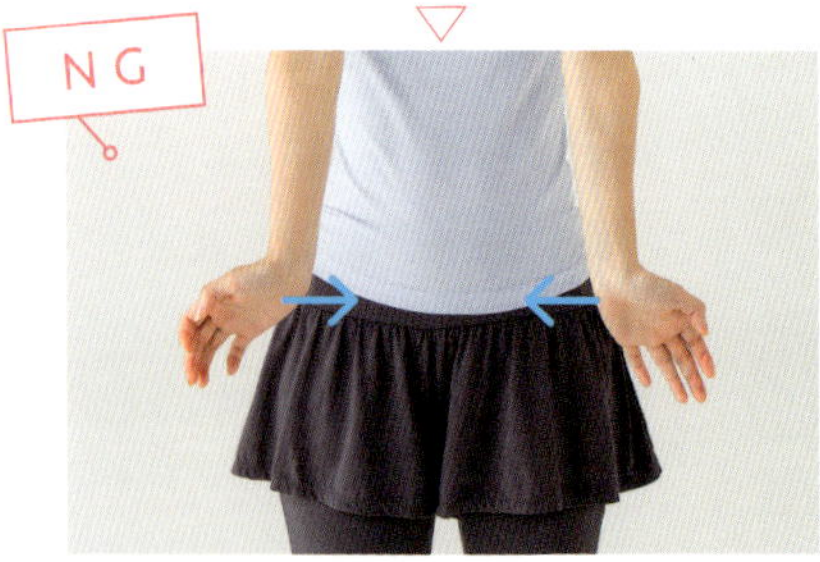
NG

肩の上部に力が入ってしまう。

脇があいている

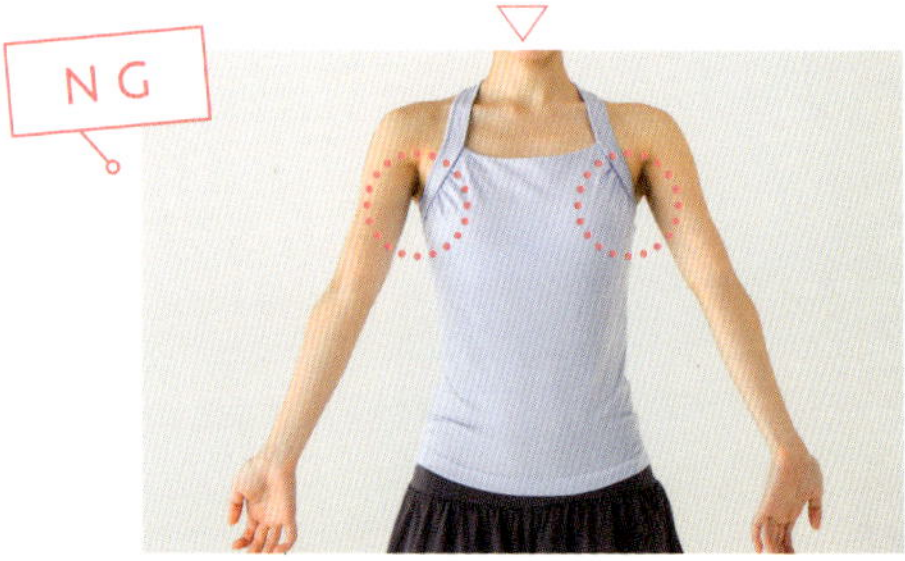
NG

二の腕の力が抜けてしまう。

LESSON 6

手首の痛みをとる！
手首の関トレ

ペットボトルやびんのフタが開けられない、フライパンが持ちにくいなど、握力の低下を実感する人は多いと思います。

物をしっかり握るには、指に力をこめる必要があります。でも指には筋肉がありません。なのになぜ力が入るかというと、前腕から筋肉がのびているからです。握力を取り戻すには、前腕にある筋肉を鍛えることが有効です。腱鞘炎になりやすい人も、手首を守る筋肉がサボっている人が多いのです。また、手首の関トレをすることで、ひじの痛みを改善したり、ひじの動きをなめらかにする効果もあります。

手首の
サボリ筋
A

前腕 親指側の筋肉

橈側手根屈筋《とうそくしゅこんくっきん》

サボリ度★★★☆

腕には手首をのばす筋肉と曲げる筋肉があるが、曲げる筋肉のほうが弱りやすい。橈側手根屈筋はひじと親指をつなぐ屈筋で、ここがサボると親指が反り上がって力が入らなくなる。パソコンが打ちにくく、徐々に脇があいて肩が上がってしまう場合はこの筋肉が弱っている証拠。指のふしが腫れることもある。

ガンバリ筋

腕橈骨筋《わんとうこつきん》

ひじの上から手首につながる筋肉。

長母指伸筋《ちょうぼししんきん》

親指を手のひらから離す筋肉（位置は左ページイラスト参照）。

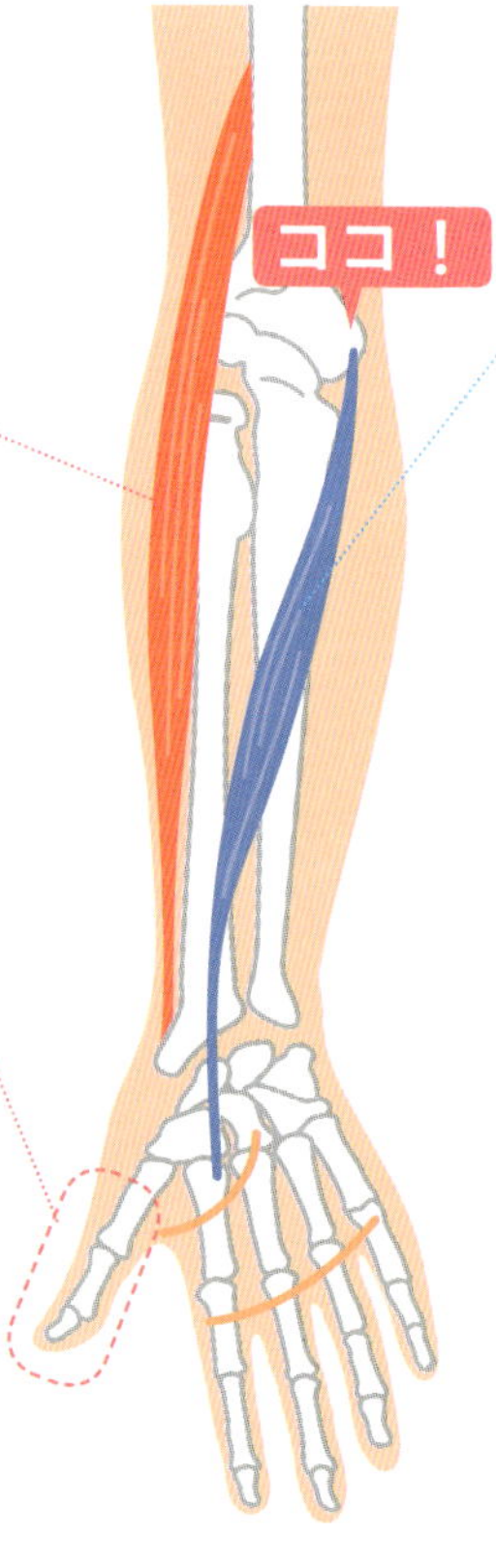

手のひら側

サボリ筋

橈側手根屈筋

前腕の前面にあり、手首を曲げる筋肉。

腕橈骨筋ががんばりすぎるとひじに負担がかかり、長母指伸筋ががんばりすぎると腱鞘炎を引き起こす。

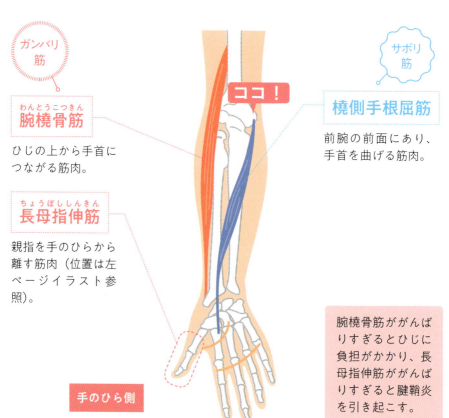

手首の
サボリ筋
B

前腕　小指側の筋肉
尺側手根屈筋《しゃくそくしゅこんくっきん》

サボリ度★★★★

尺側手根屈筋がサボると、手のひらを外側に返すことができなくなり、握力が低下する。フライパンが持てない、ドアノブが回せないなどがある場合には要注意。また、尺側手根屈筋が弱ると指先が過緊張になり、「ばね指」（指が曲がりにくくのびにくくなる）などの症状が出る。

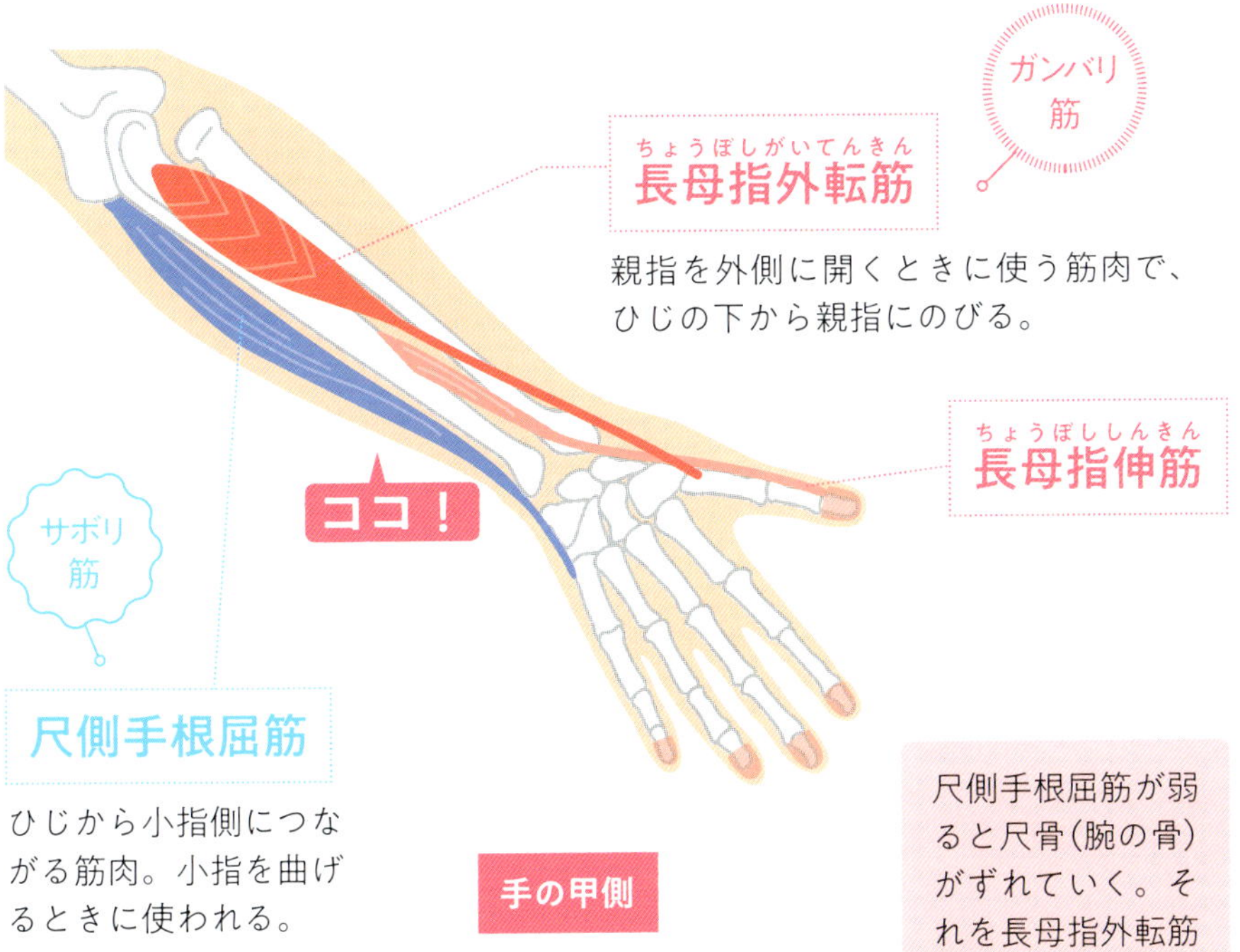
ガンバリ筋
長母指外転筋《ちょうぼしがいてんきん》
親指を外側に開くときに使う筋肉で、ひじの下から親指にのびる。
長母指伸筋《ちょうぼししんきん》
ココ！
サボリ筋
尺側手根屈筋
ひじから小指側につながる筋肉。小指を曲げるときに使われる。
手の甲側

尺側手根屈筋が弱ると尺骨（腕の骨）がずれていく。それを長母指外転筋が動かないようにするため、常に緊張することに。

手首関トレ Ⓐ

【橈側手根屈筋トレーニング】招き猫のポーズ

招き猫のように手首を曲げて、橈側手根屈筋を鍛えよう。ペンなど直径２センチ程度のものを握ると、力が入りやすい。

準備 直径２センチほどのペンなどを用意する

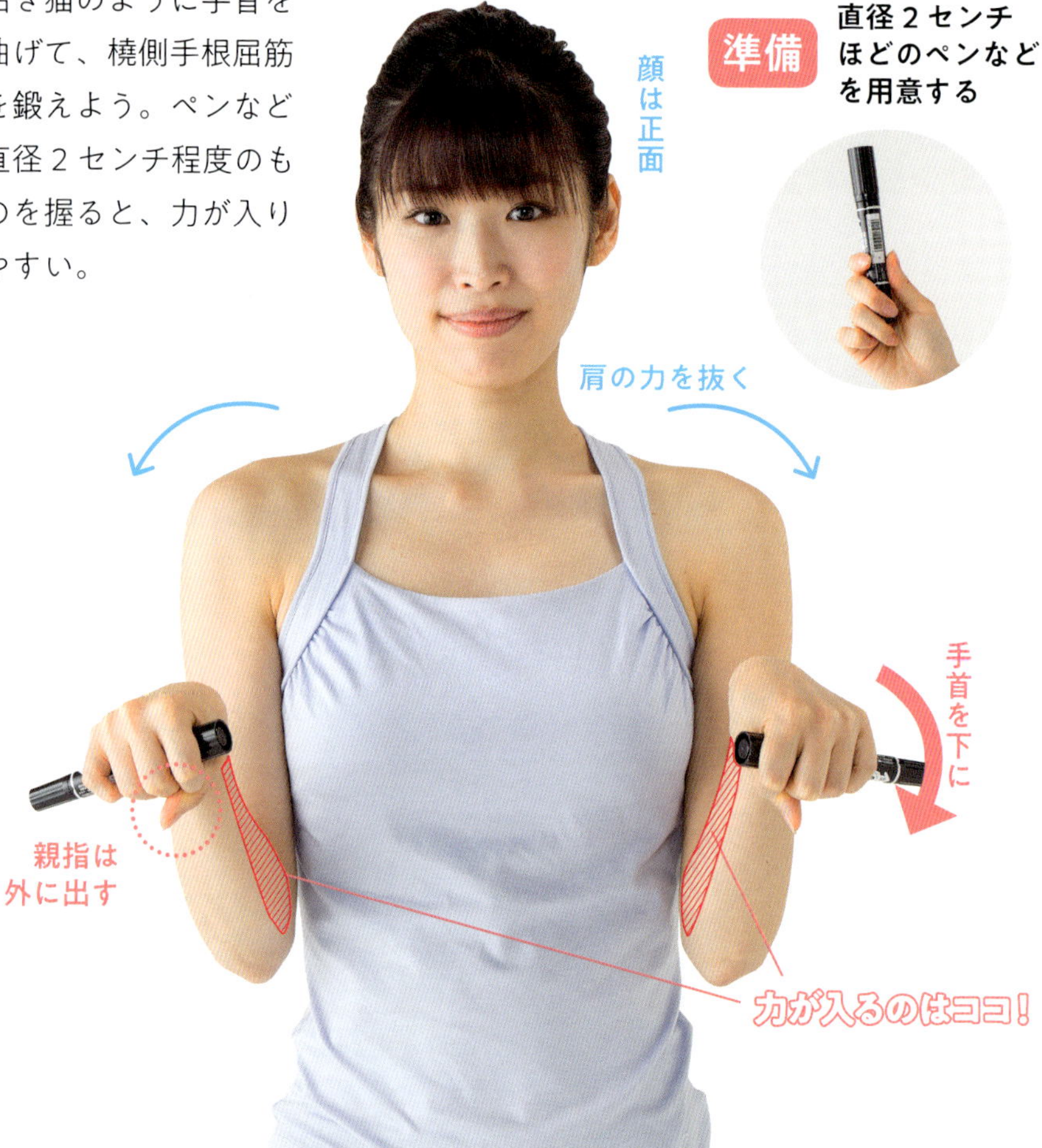
顔は正面
肩の力を抜く
手首を下に
親指は外に出す
力が入るのはココ！

ペンを持って手首を「ニャン」
デスクワークの合間の習慣に！

1 ひじを上げて両脇を締め、ペンを握る

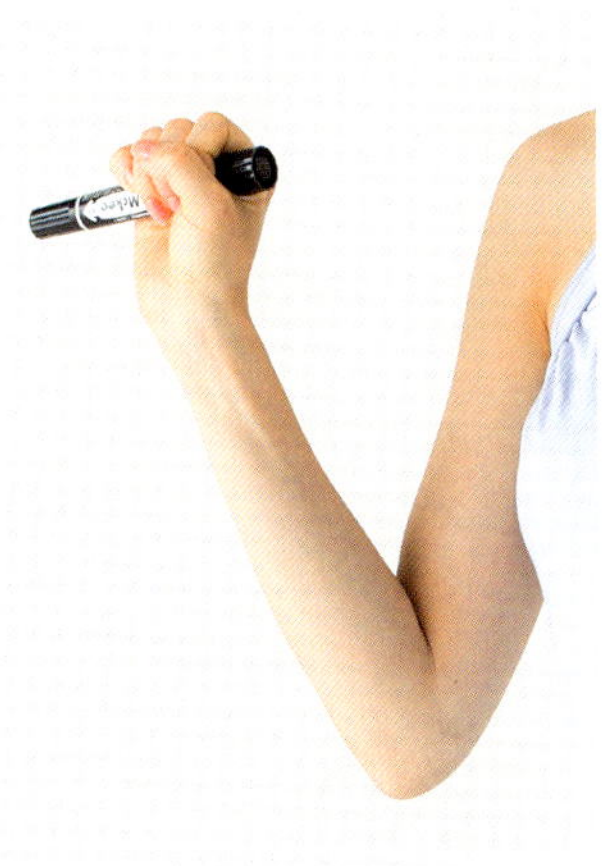

2 3本の指に力を入れたまま手首を真下に下げる。こぶしに力を入れたまま10秒キープ。

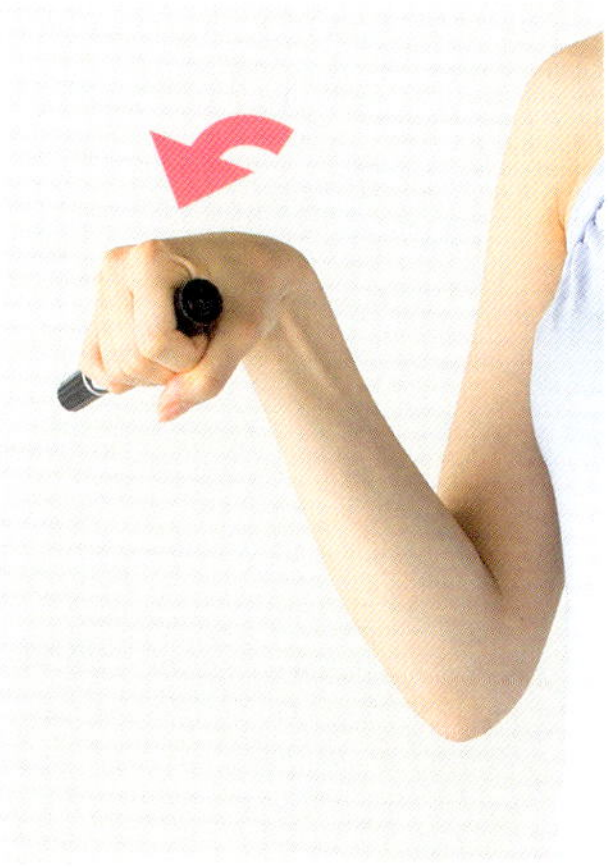

3 反対の手も同様に。両手でおこなってもよい。

Point 1

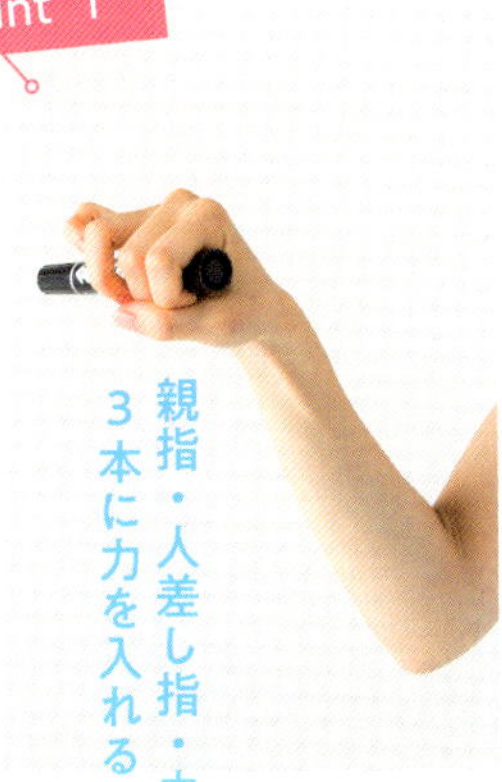

親指・人差し指・中指の3本に力を入れる

Point 2

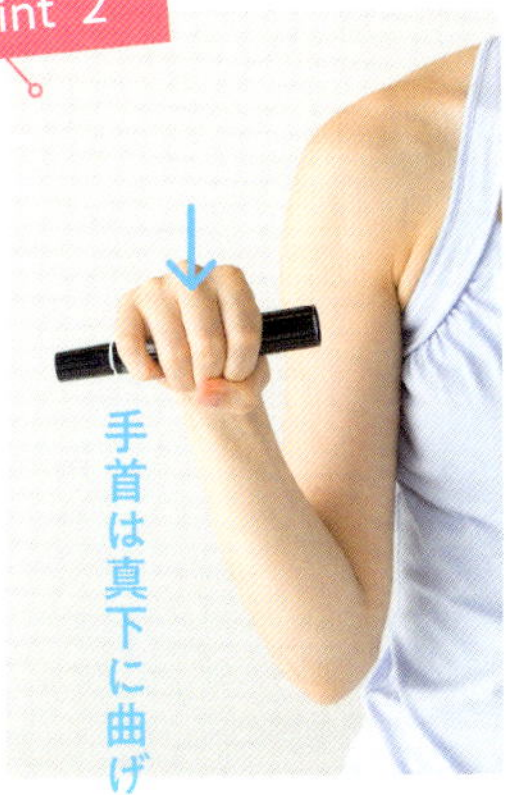

手首は真下に曲げる

【 橈側手根屈筋関トレ
重要ポイント 】

手首を力いっぱい曲げて、
親指からひじまで1本のスジを

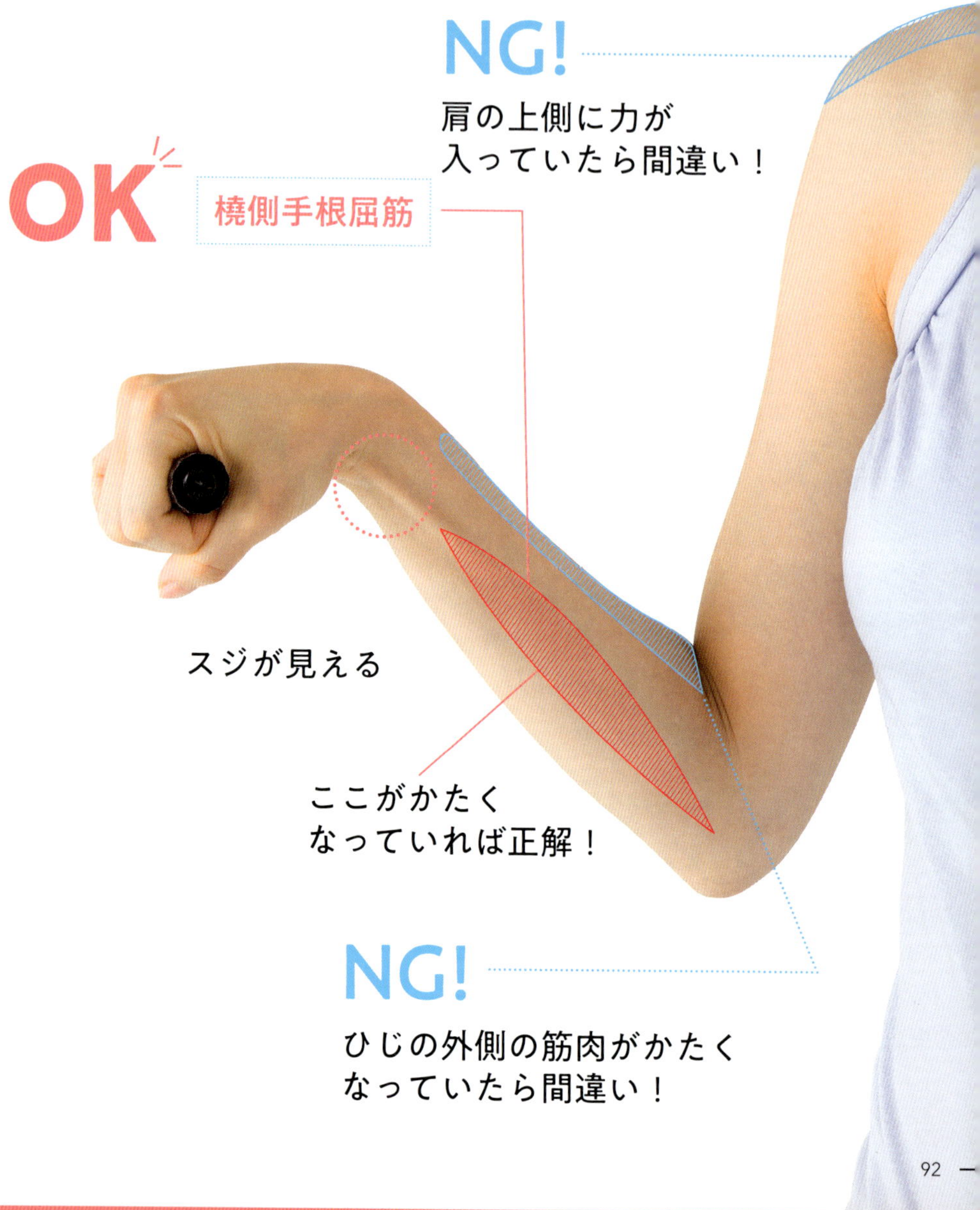
NG!
肩の上側に力が
入っていたら間違い！
OK
橈側手根屈筋
スジが見える
ここがかたく
なっていれば正解！
NG!
ひじの外側の筋肉がかたく
なっていたら間違い！

ＮＧポーズに気を付けて

手首が内側を向く

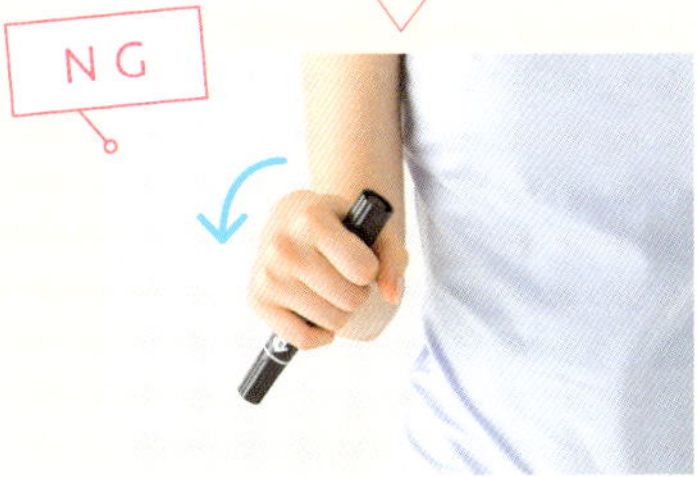

手首が内側を向くと、腕の外側の筋肉に力が入る。

脇があいている

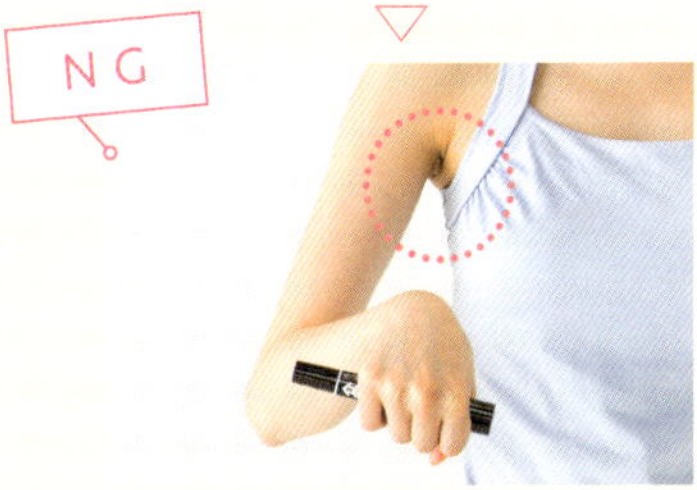

橈側手根屈筋に入る力が弱まってしまう。

肩が上がっている

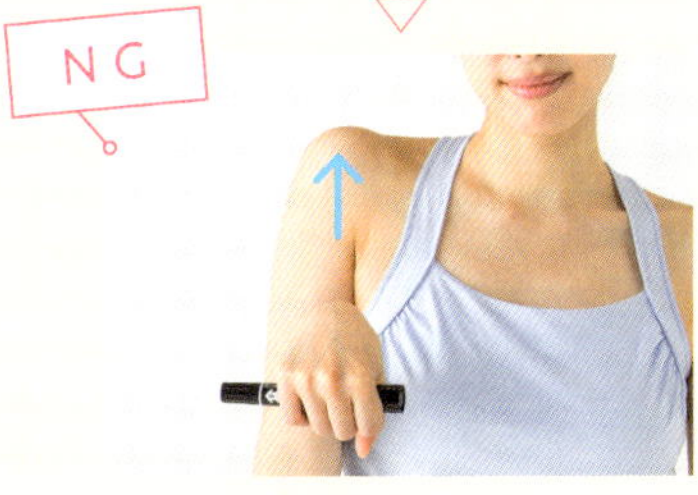

肩から上腕にかけての部分に力が入ってしまう。

親指を内に入れて握っている

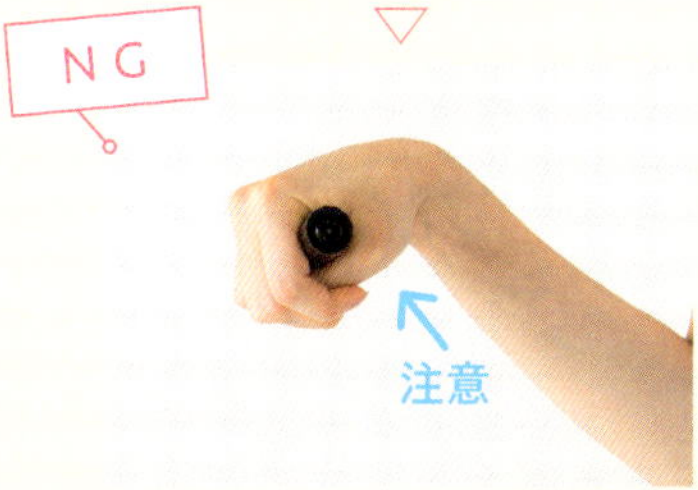

手首を曲げるときに力が抜けてしまう。

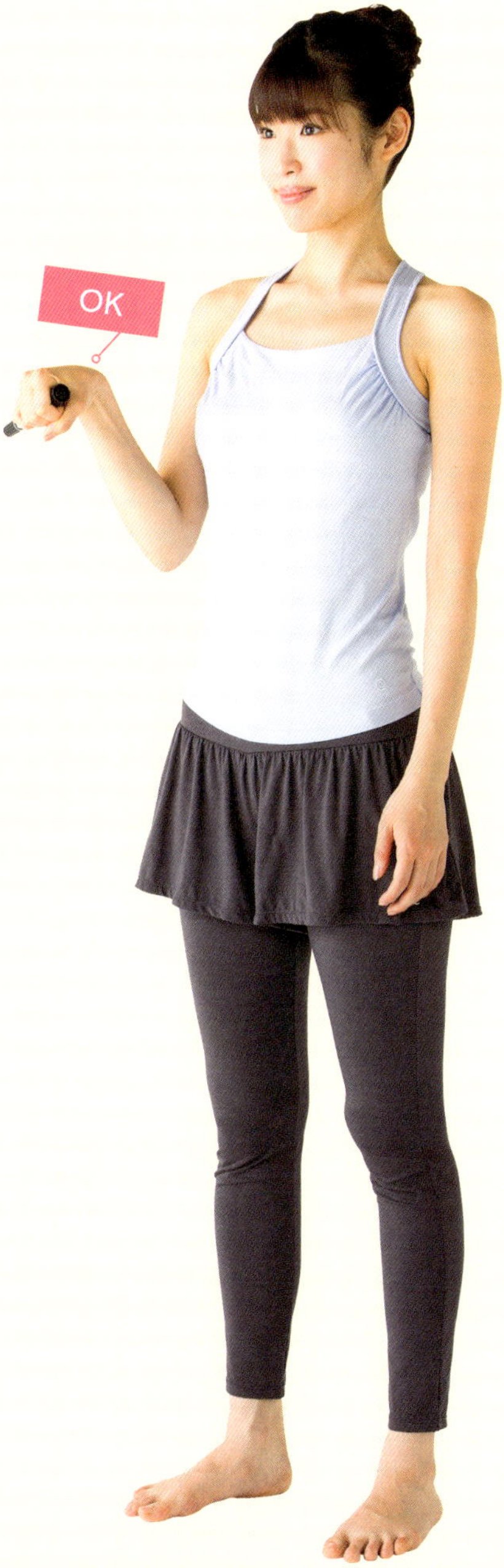

手首関トレ Ⓑ

【尺側手根屈筋トレーニング】ひじ鉄のポーズ

ひじを外向きにしてペンを握ると、尺側手根屈筋に力が入る。こちらは片手ずつやるほうが、効果がでやすい。

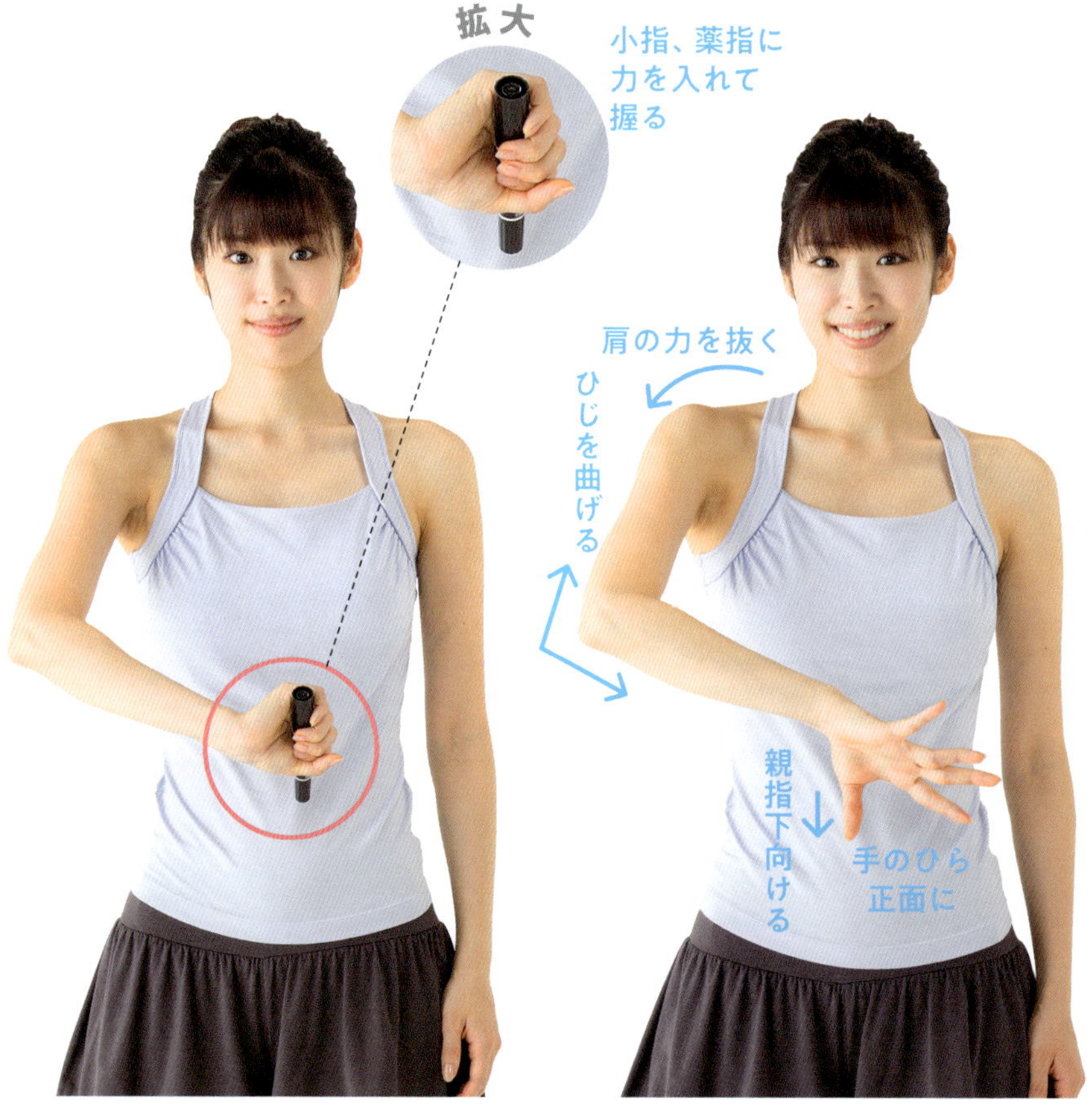

拡大
小指、薬指に力を入れて握る
肩の力を抜く
ひじを曲げる
親指下向ける
手のひら正面に

1 右のひじを曲げてやや前に出し、手のひらを正面に向けパーに開く。

2 その手に、直径2センチほどのペンなどを握らせる。

ペンを握って ひじ鉄すれば弱った 握力も復活！

手が下を向いている

▽

NG

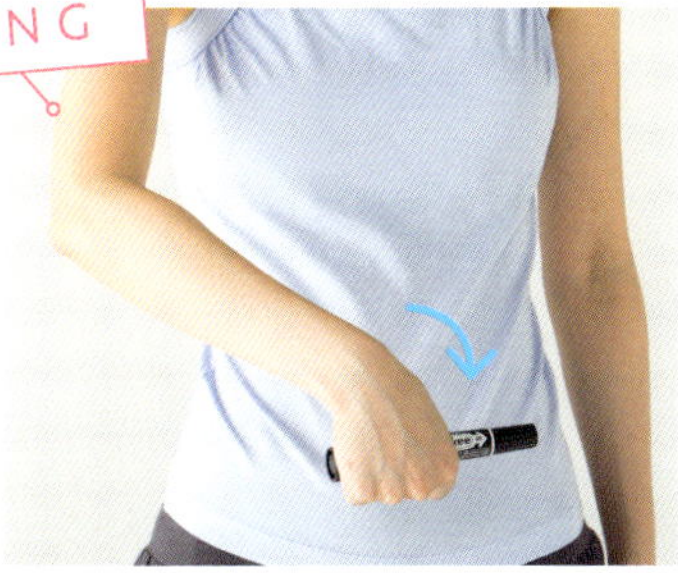

前腕の外側など、違う筋肉に力が入ってしまう。

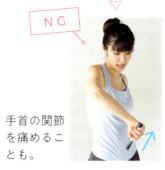

手首を小指の方向にねじる

▽

NG

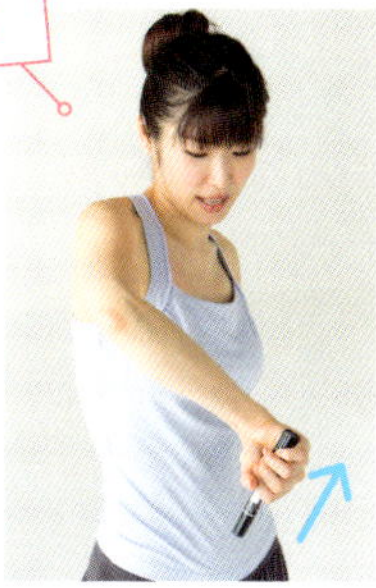

手首の関節を痛めることも。

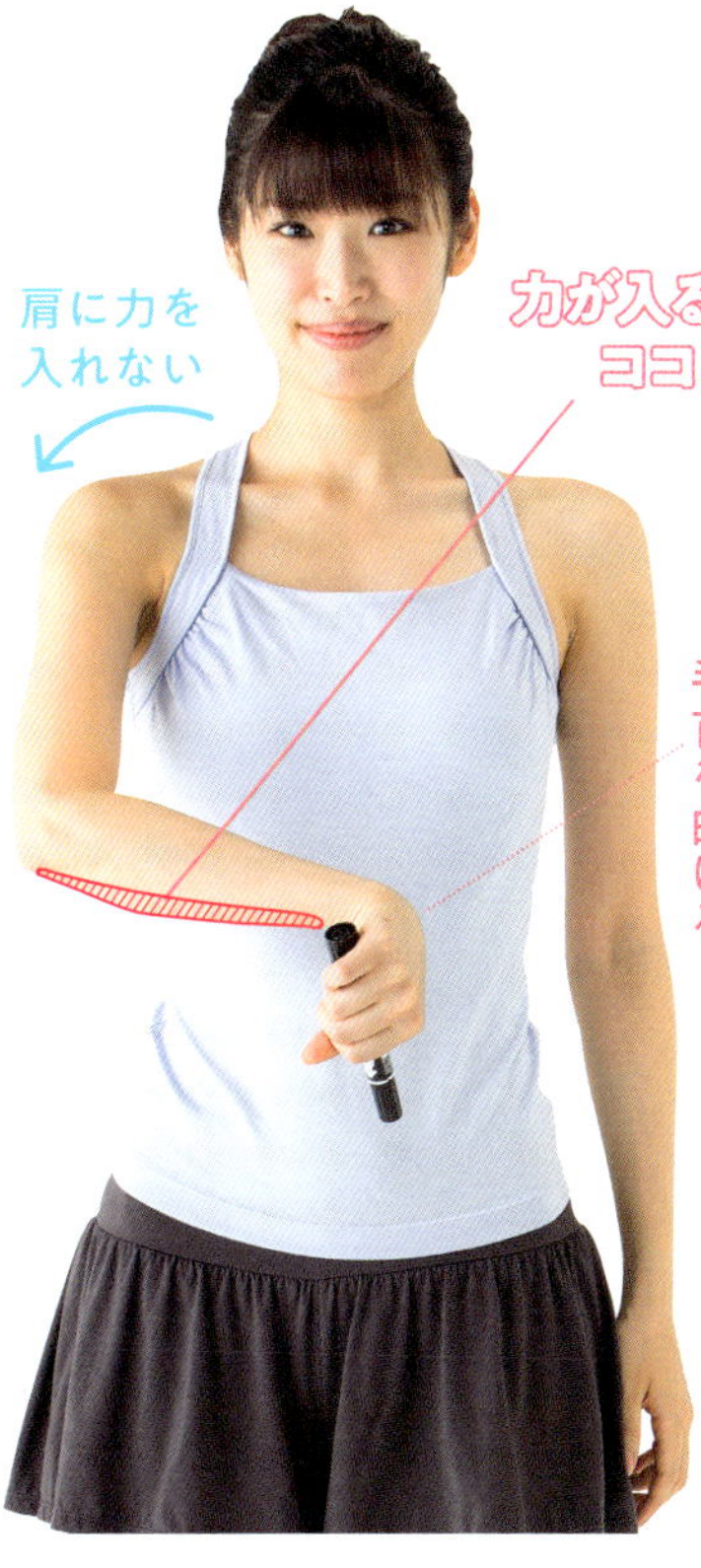
肩に力を入れない
力が入るのはココ！
ひじを上げない
手首を曲げる

Point

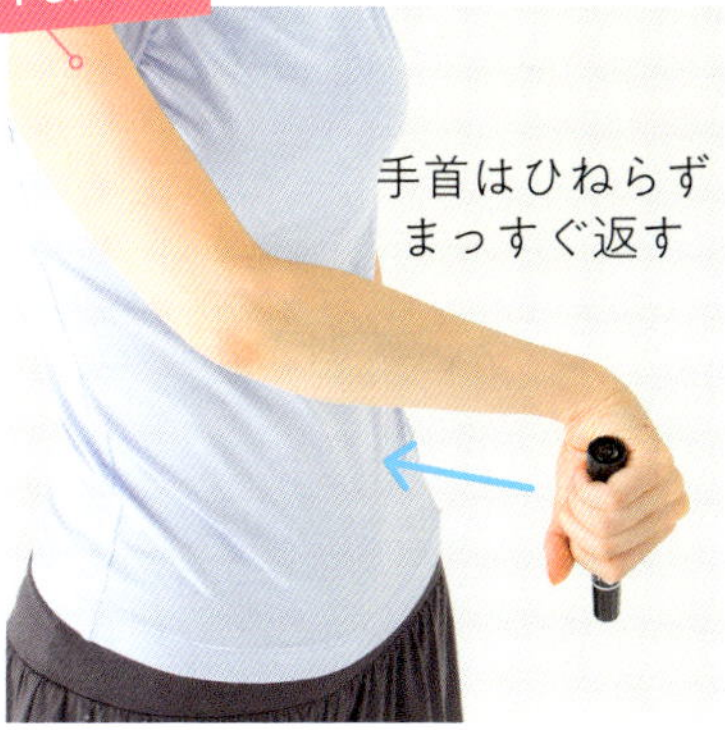
手首はひねらずまっすぐ返す

3 小指と薬指に思いっきり力を入れて握り、手首をひねらないように曲げて10秒キープ。

4 反対の手も同様に(片手ずつおこなう)。

【尺側手根屈筋関トレ
重要ポイント】

小指からひじまでに
かたいスジが浮き出るように

NG!

前腕の外側に力が
入っていたら間違い！

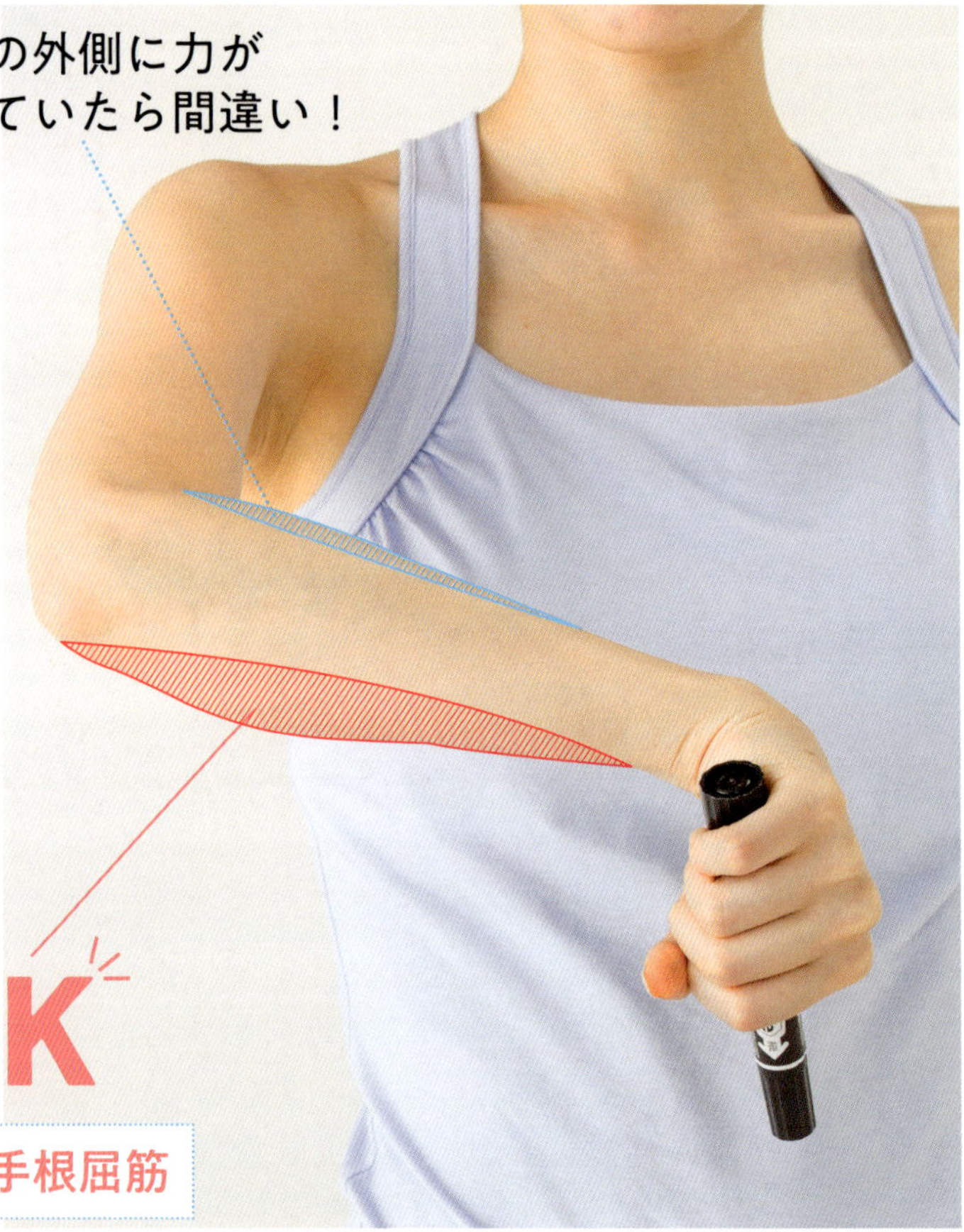

OK

尺側手根屈筋

小指からひじまでのスジが
かたくなっていれば正解！

関トレ

実例集

関トレを書籍や
インターネットなどで知って
実践した人たちを取材しました。
どんな体の変化があったのか
体験談を紹介します。

part **3**

股関節・腰痛

「ぎっくり股関節」の痛みがウソのように軽減。ぽっこりおなかもスッキリ

立ち上がった瞬間に股関節がズキリ！

股関節の痛みに悩まされ始めたのは、2年前のことでした。重いものを持った瞬間、ぎっくり腰のように股関節に激痛が走ったのです。

最初に股関節を痛めたのはスポーツをしていた学生時代。以来ときどき、股関節が痛んだり、足にむくみがでたりすることがありました。12年前に気功を習い始めてからはずいぶん体調がよくなったのですが、この「ぎっくり股関節」の痛みは気功では改善しませんでした。

だましだまし生活していたものの、再び重いものを持ったときに致命的な痛みがやってきました。「これはマズイ」と整骨院にかけこみ、本格的に治療を開始しました。たまたまこの整骨院の先生が、笹川先生から関

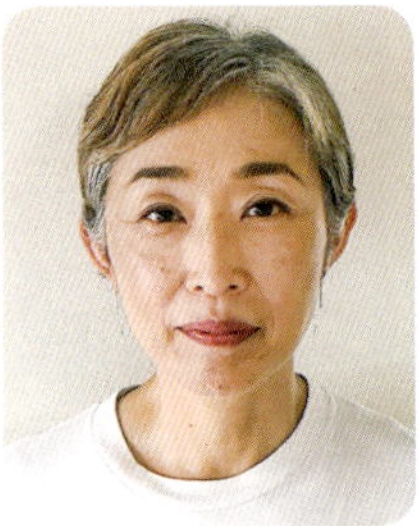

飯島和紀さん

[56歳女性]

45歳から気功（導引養生功）を始め、現在はスポーツクラブなどでインストラクターをしている。

トレを学んで筋膜治療にいかしていたのです。

1カ月後には痛みの7割が消失

実際に教えていただいたのは、ひざ関節の関トレ（内転筋、内側ハムストリングス）と股関節の関トレ（腸腰筋、腹横筋）です。

力を入れる筋肉を間違えないように、筋肉の図を確認しながらやりましたが、数回やると急にラクになり、1カ月後には痛みの7割が消えていたのです。正しく体を使えていなかったことを実感しました。

またここしばらくは、いすから立ち上がるときに股関節に力が入らず、腕で体を持ち上げていたのですが、スッと立ち上がれるようになりました。

現在ではここ数年の痛みがウソのようにとれ、体調も良好です。余談ですが、ぽっこりしていたおなかも、ずいぶんへコみました。

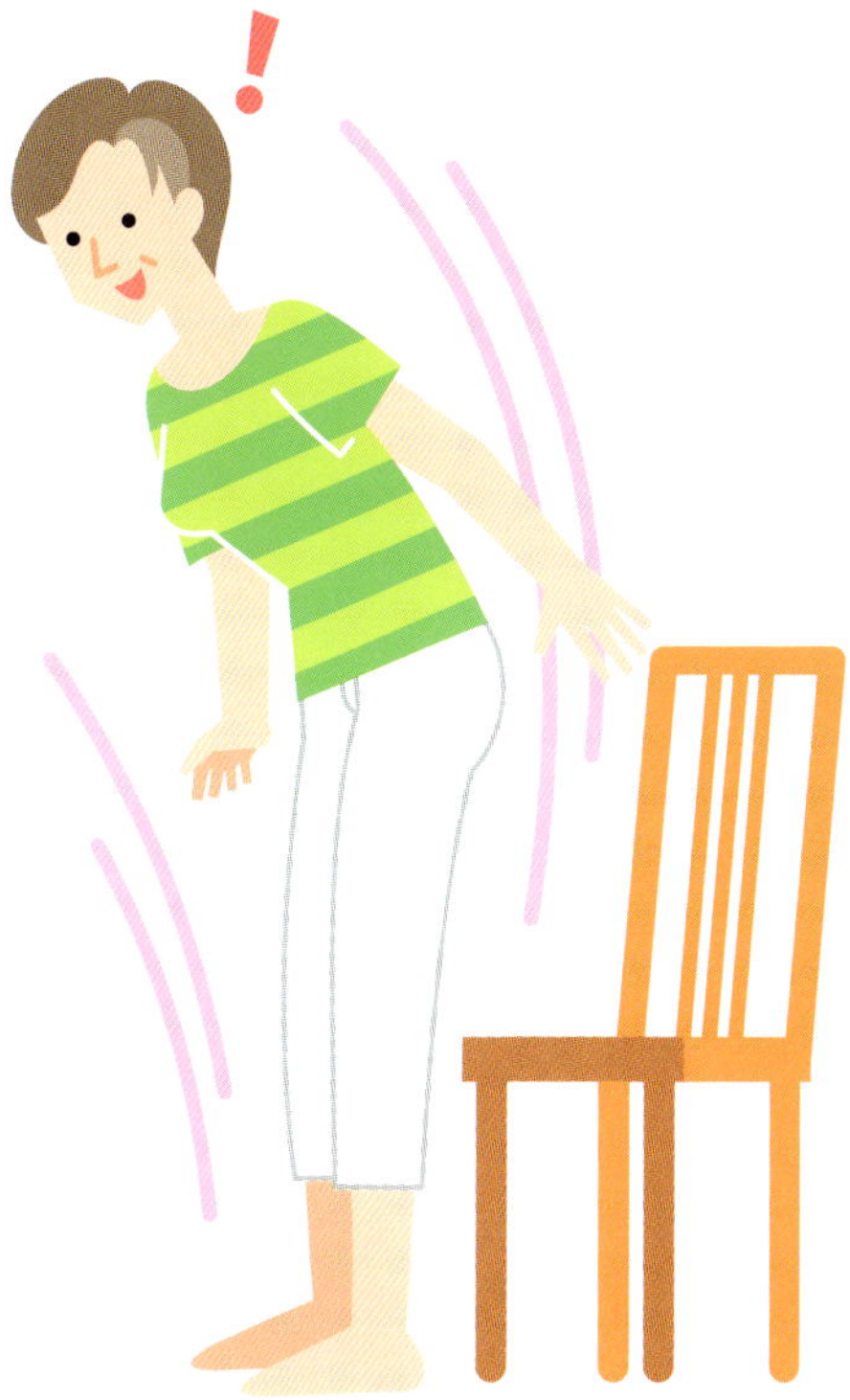

Sasakawa's ADVICE

中年期以降、女子は腹横筋を鍛えましょう

小さいころの股関節の障害が、年齢を重ねて変形性股関節症へ移行していくことは多いものです（とくに女性）。痛みを起こすのは腸腰筋がガンバリ筋として働くときなので、腹横筋を鍛えるトレーニングはぜひとも続けてください。

腰痛

15年前のぎっくり腰が慢性化。関トレ2週間で歩き方が変化、背筋もシャキーン!

同じ理学療法士として共感し実践

私の職業は理学療法士で、病院では患者さんのリハビリを担当しています。退院後にも続けられるよう運動指導もするのですが、なかには「ひざや腰が痛くて運動が続けられない」などと言う人も少なくありません。

どうしたものかと調べるなかで関トレと出合いました。類似本とは違い、関トレは理論が明快で、解剖学的にも運動学的にも理にかなっています。「これはおもしろい!」と目からウロコが落ちたのです。でも、実際の効果はどうか? まずは自分の体で試してみました。

実は、私には腰痛の持病があります。15年前、スキー中に「魔女の一撃」ともいえるようなぎっくり腰を発症し、レスキュー隊に運ばれるという体験をしま

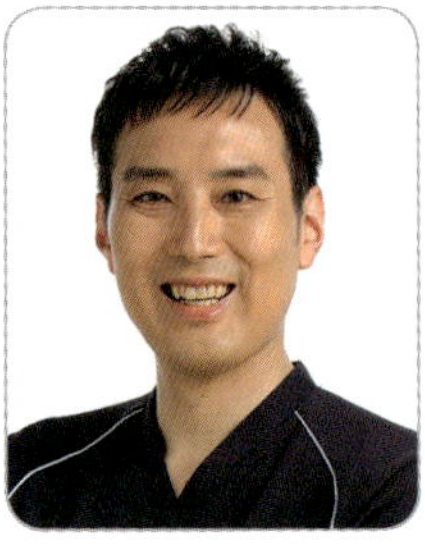

永浦林太郎さん

[42歳男性]

理学療法士。ネット記事で関トレを知り、自らの体で実践。患者への指導にも活用中。

した。それ以来、ぎっくり腰は慢性化し、走ろうとした瞬間にギクッと腰が痛んで転倒したこともあります。腰痛も慢性化し、朝起きると腰が重だるく、年に1～2回は痛み止めの神経ブロック注射を打ち、鍼灸にも通いました。腰痛体操もストレッチもやりましたが、ぎっくり腰は再発し続けていたのです。

始めて2週間で歩き方に変化が

そんな自分でも、関トレは効果があるのだろうか？ 12の運動をすべて試したところ、始めて2週間で歩き方に変化が生じました。スムーズに足が前に出るのです。1カ月後には腰回りが安定し、2カ月後には「ぎっくり腰が起きそうな感じ」が消えていることに気づきました。3カ月でそれは確信に代わり、腰の圧痛もいまではほぼゼロ。姿勢もシャキンとしています。いまでは自信をもって自分の患者さんにもすすめています。

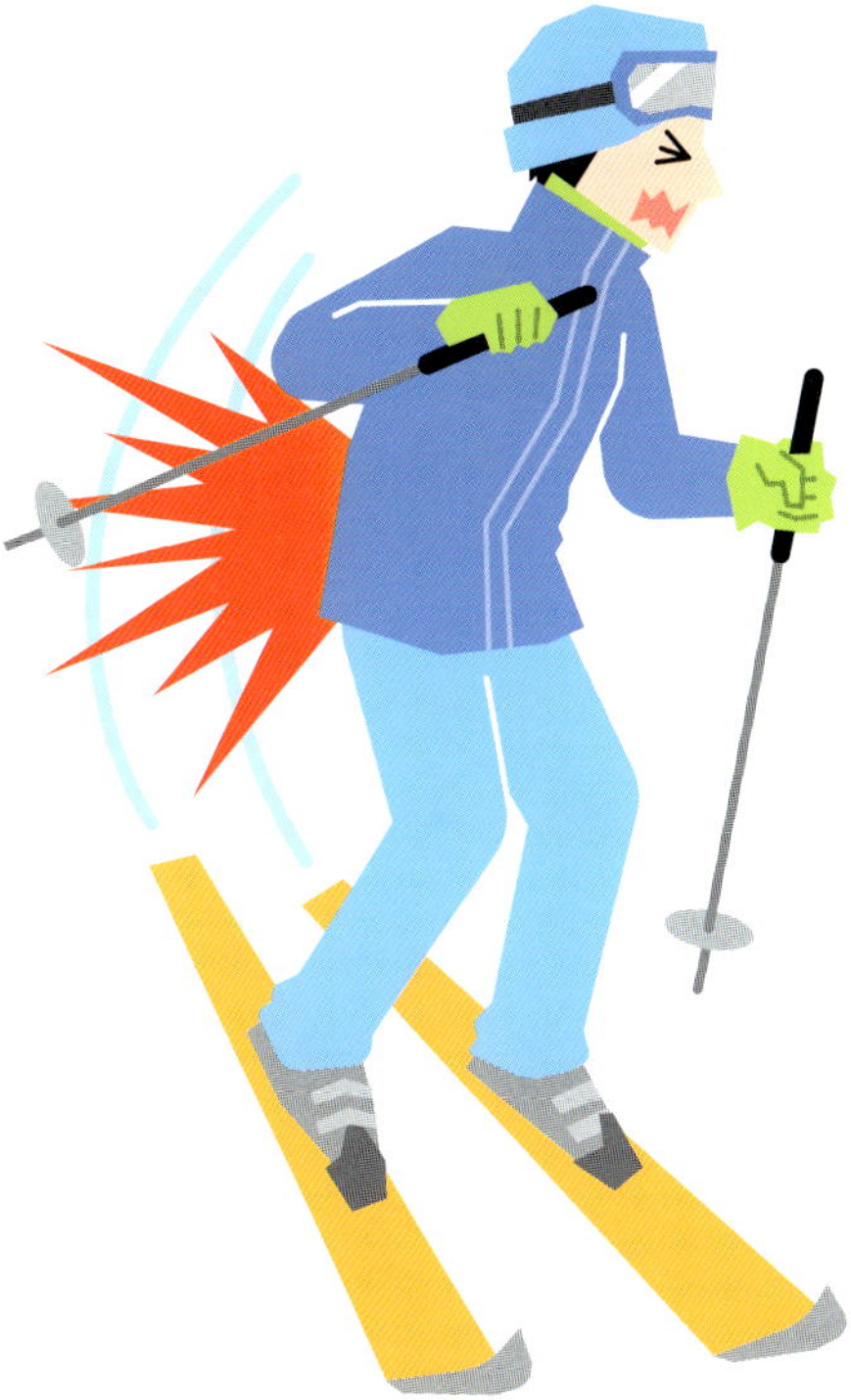

Sasakawa's **ADVICE**

プロであっても体を支える構造は同じです

同業の先生からお言葉をいただけるのは光栄です。体を支える構造はみな同じなので、専門家でも体を痛めている人は多いのです。腰慢性的な関節の痛みは、支える筋肉だけを鍛えれば改善します。患者さんにも応用してください。

ひざ・肩痛

四十肩で腕が上がらない。坐骨神経痛でひざが痛む。12の体操でスッとラクに

接骨院もダメ リハビリも効果なし

「これが四十肩というものか！」と実感したのは40歳になって間もないころ。腕を上げるとズキズキし、次第に腕を後ろに組めなくなってきました。スーパーでお米の袋を持ち上げたときの、肩に走った激痛は忘れられません。さらに2年ほど前から、夜間痛と呼ばれる痛みが始まり、寝ている間にうずくような痛みが続きました。そんなころ、突然の転倒で肩の腱板損傷で手術をしました。1年間リハビリをして夜間痛はなくなったのですが、腕を後ろに回すことは難しいままでした。

しかも半年くらい前から坐骨神経痛が始まり、朝起きたときにひざの痛みを感じるようになりました。ひざの可動域も狭くなり、接骨院に行ったり、リハ

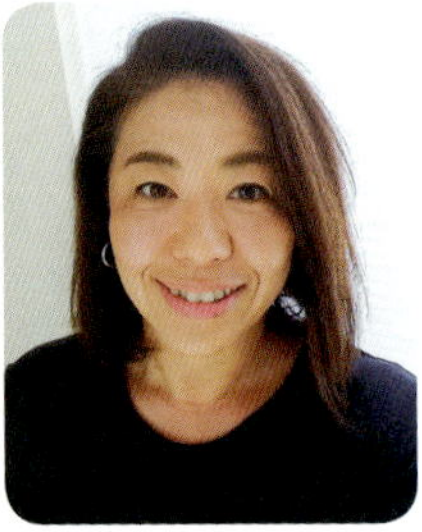

加藤尚美さん

[48歳女性]

フィットネストレーナー。ひざや肩の痛みが原因で、トレーニング中の姿勢が悪くなっていたが改善。

ビリを受けたりしても改善しませんでした。

セミナーで直接指導を受け坐骨の痛みも消えた

ある日、たまたま書店で笹川先生の『関トレ』を見つけ、「じゃ、やってみるか！」と12の運動を一通りやってみたのです。すると、翌日にはひざや肩の痛みがラクになっていてびっくりしました。本には「毎日続けるとさらに効果が出る」と書いてあったので、続けてみました。すると筋肉がしっかりしてきて、動きがスムーズになるのを実感しました。私も体を動かすプロなので「これは本物だ」とわかったのです。

先日、笹川先生のセミナーにも参加しました。直接指導していただいたおかげで、坐骨の痛みは完全になくなりました。肩はまだ少し痛むことがありますが、日常生活への支障はありません。これからも関トレ12の運動を続けていきます。

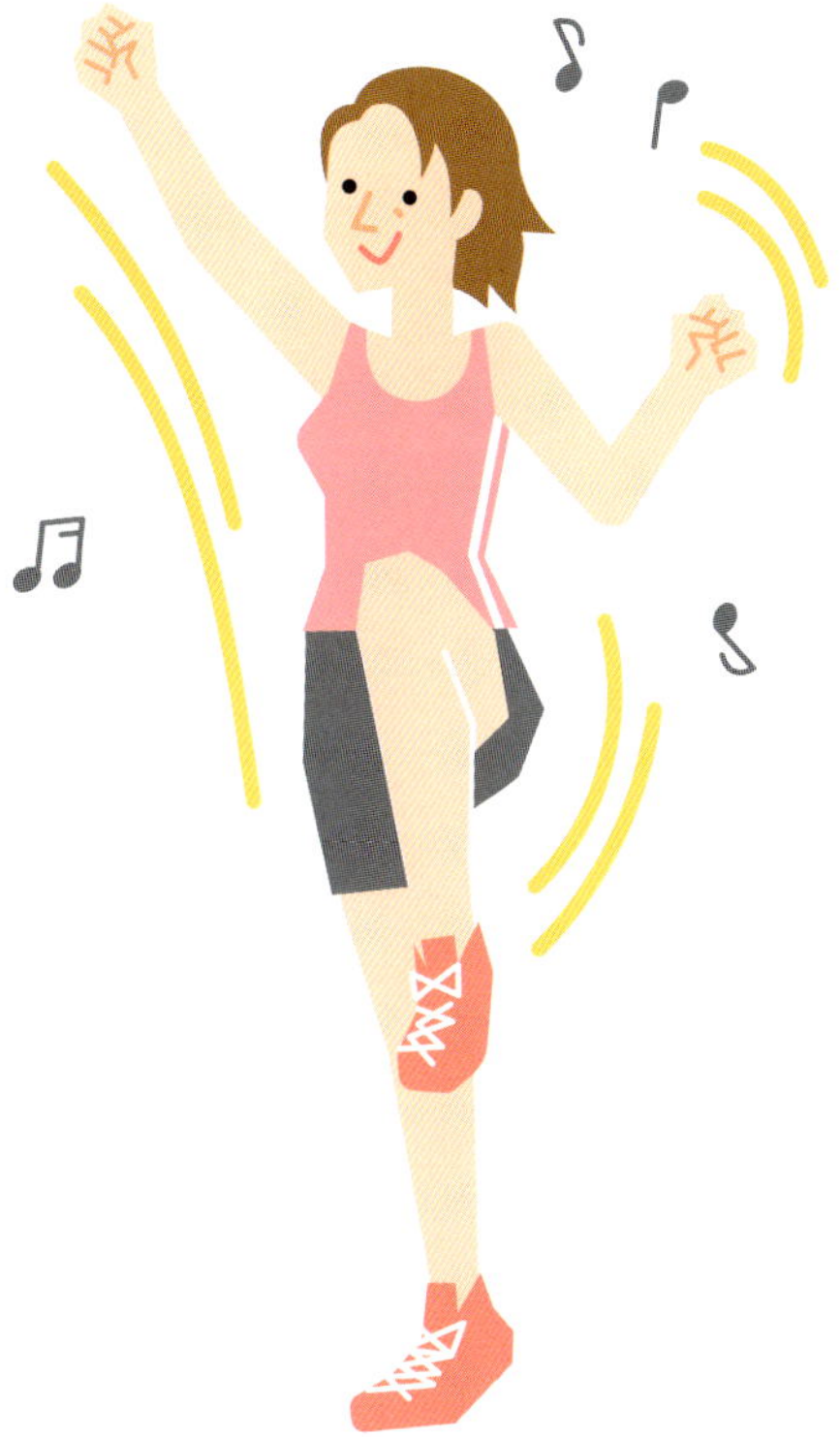

Sasakawa's ADVICE

関トレは強い運動をおこなう前が有効

パーソナルトレーニングやジムが人気ですが、関節が痛み始めて運動できなくなる人もいます。強い運動をする前に関トレをすれば、ケガのリスクも減りますし、筋肉がつきやすくなります。関節が安定すれば、動きもスムーズに。

ひざ痛

関トレの運動で趣味のジョギングが続けられる

「年も年だし、何か運動しなくちゃ」と、1年ほど前にジョギングを始めたところ、右ひざに痛みを感じるようになったのです。ひざの関節のかみ合わせが悪くなったような感じで、足を踏みしめるたびに痛みを感じました。「ひざの痛みをとる体操はないか」と探して見つけたのが関トレです。ひざ関節トレーニング（内転筋、内側ハムストリングス）をしてみたところ、普段使われていない筋肉が動いている感じが気に入りました。器具が不要なのもいいですね。

続けるとひざの痛みが大幅に改善し、走っている途中で歩くことがなくなりました。しかし、今年の春にフルマラソンに参加したところ、今度は左ひざに痛みが。完全に治したいと笹川先生のセミナーで直接指導を受けると痛みがとれました。おかげでいまも趣味のジョギングを続けることができ、メタボ予防にひと役かっています。

Sasakawa's
ADVICE

関節が不安定なままでのキツい運動は危険です。痛みや炎症がある関節に負担をかけると、さらに腫れて筋肉が衰えやすくなるからです。まず関トレ、それから負荷の軽い運動を。

田中博さん

[49歳男性]

会社員。1年半ほど前にジョギングを始めてからひざに痛みがでるようになった。

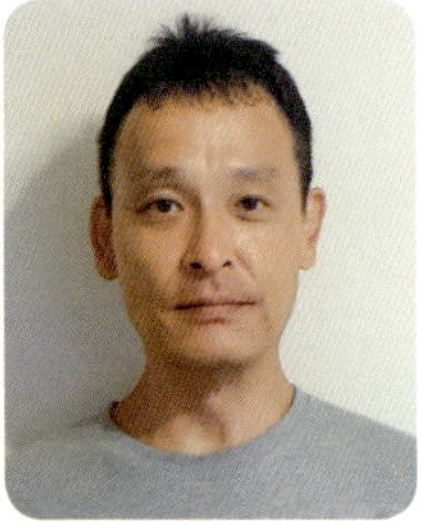

ひざ・手首痛

関トレを始めて正座ができる、フタも開けられる

高橋佐知子さん
[58歳女性]
整体師。40年近く健康にかかわる仕事を続け、常に情報を集めるなかで『関トレ』の書籍と出合い実践。

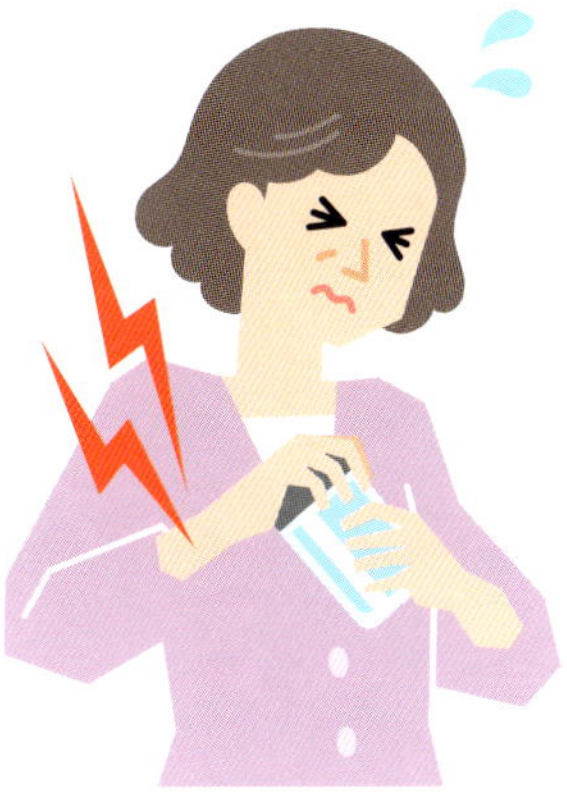

1年前からひざが曲がらない状態が続き、歩くときも痛みで足をひきずる状態でしたが、『関トレ』の本を片手にトライすると症状が軽くなりました。

それでも天候によっては揺り戻しがあったので、笹川先生のセミナーで直接指導を受けました。正しい動きを覚えたおかげか、正座もでき、梅雨どきの気圧の変化にも耐えられるように。

同じころ手首を痛め、びんのフタが開けられず、雑巾もしぼれなくなっていたのですが、手首の関トレでこちらも改善。いまでは週5日、半年ほど関トレを続けています。筋肉をつけるべき場所に筋肉がついて、体の左右のバランスも自然にとれるようになりました。とくに私は左半身が弱いと気づけたのも発見でした。高齢の人にも安心しておすすめできる運動です。

Sasakawa's
ADVICE

手首の痛みや腱鞘炎は、手首の筋力が衰えることで起きるものです。握力が落ちてきたなと感じたら、湿布やサポーターに頼る前に手首の関トレをおこないましょう。

肩痛

ひとつの筋肉を丁寧に動かす運動は私にぴったり

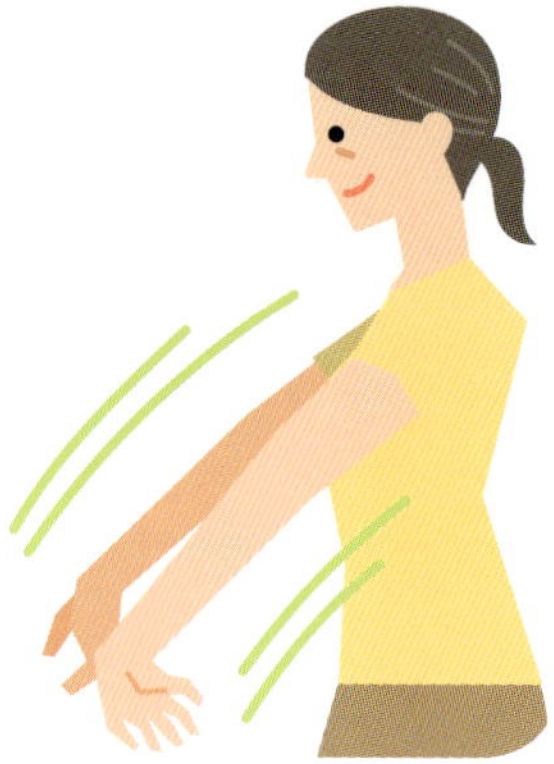

1年半前から右肩が痛み始め、腕が上がらなくなりました。シャツのすそをズボンに入れられない、棚から調味料が取れない、布団に横になるときに手をつくこともつらい。夜中に寝返りで激痛が走って、目覚めることもしばしばでした。そのうち左肩も痛くなり、手は上がらないのに「お手上げ」状態。笑えません。整骨院でも改善せず、周囲の人には「年だからしかたがない」と言われましたがあきらめきれずネットで検索を続け、関トレと出合いました。

　肩甲骨と肩関節の関トレを始めて3カ月。週に2回程度ですが、腕の動きがなめらかになり、着替えや料理もラクになりました。息が止まるようなキツイ動作がなく、ひとつの筋肉を丁寧にゆっくり動かすという考えは私に合っていると感じます。

野依さん

[53歳女性]

主婦。介護施設でパートとして働き、高齢者と触れ合うなかで、筋力の重要性を実感中。

Sasakawa's ADVICE

関トレは週1回でも十分効果が見込めますが、最初は覚えるのに時間がかかるので多めにやってください。慣れれば1日10分、週1回でもOK。時間のない方にもおすすめです。

腰痛

自分の体で効果を実感。治療にも活用中

10代のときに腰を痛めて以来、慢性的な痛みやしびれに悩まされていました。ときどき右腰からふくらはぎにかけて、刺すような痛みを感じることもあります。そのため長く座っていることもできませんでした。

整骨院の院長という仕事をしている関係上、体に関する情報を常に集めているのですが、1年ほど前にネットの記事で関トレを知りました。「これは理論的なトレーニングだ」と感じ、笹川先生のセミナーに参加しました。

私がいまやっているのは、おもに下半身のトレーニングです。ひざ、股関節、足首の関トレを続けたところ、腰の痛みが軽減し、体の動きが軽くなってラクになったと実感しています。効果が素早く表れることが、ほかの運動と違うところです。現在は関トレを整骨院での治療や自身のトレーニングにも取り入れています。

Sasakawa's
ADVICE

生理学的に言えば、筋力はその場で上がります。筋肉は、脳からの命令が多くなると働きやすくなるので、適切なトレーニングをすれば（ここが大事！）その場で痛みが改善します。

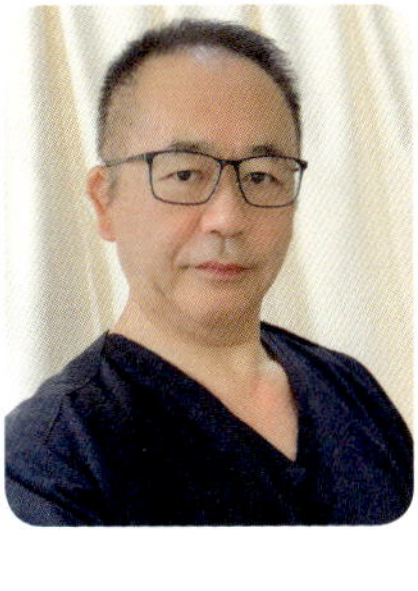

渡辺秀樹さん

［60歳男性］

柔道整復師。柔道歴50年の柔道家。関トレのセミナーに参加しその理論に共感。

ひざ痛

毎朝10分1週間で ひざ痛が完治

古金洋子さん【女性】

1日8時間歩いたことで右ひざが痛み、歩けなくなりました。整形外科で貼り薬と塗り薬をもらい、理学療法士のストレッチを受けても改善しなかったのですが、『関トレ』を読んで毎朝10分続けたところ1週間で完治しました。

肩・腰・ひざ痛

痛みは改善途上。体は軽くキレよく

崎山さん【52歳男性】

半年ほど前から関トレを始め、毎朝12のトレーニングを続けています。まだ「完治した」とは言えませんが、体が軽くなり、動きも以前とは段違いによくなりました。即効性があり、手軽に続けられるのが関トレのよさです。

腰・足首痛

足首関節が安定し 自転車もスイスイ

郡 隆輔さん【40歳男性】

12種類の関トレをほぼ毎日実施したところ、まとわりつくような腰の痛みがすぐになくなりました。自転車をこぐときに、痛んだりつったりしていた足首やふくらはぎもラクになり、ペダリングが安定してきました。

ひざ痛

階段の上り下りも 関トレでスムーズ

野村 勉さん【55歳男性】

5年ほど前から左ひざに痛みがあり、曲げのばしがつらくなったのですが、ひざと股関節の関トレを続けたことで、日常生活で痛みを感じることがなくなりました。関トレはジワジワと、そしてしっかり効く運動です。

ひじ・ひざ痛

独特の動きで確実に筋肉がつく

田村雄一郎さん【47歳男性】

12種類のトレーニングを時々ですが実践しています。関トレはいままでやったことのない動きでしたが、数カ月間続けると、ひじやひざの痛みが軽くなりました。内股に力が入るようになったため体の動きもよくなった気がします。

肩・股関節痛

コツはじっくりと負荷をかけること

Zさん【53歳女性】

最初に関トレを始めたときは、やり方が間違っていたようで効果が出にくかったのですが、反動を利用せず、じっくりと負荷をかけるようにしたことで首回りが急にラクになりました。腰やひざの動きもスムーズで安定しています。

ひざ痛など

内ももの筋肉で歩く姿勢が正しく

【40代女性】

立ちっぱなしの通勤やデスクワークなどで同じ姿勢が続くと、ひざ、首、肩、背中、腰など全身が痛むので、関トレのセミナーに参加。ももの内側を使えるようになったことから歩くことがラクになり、ひざの痛みもなくなりました。

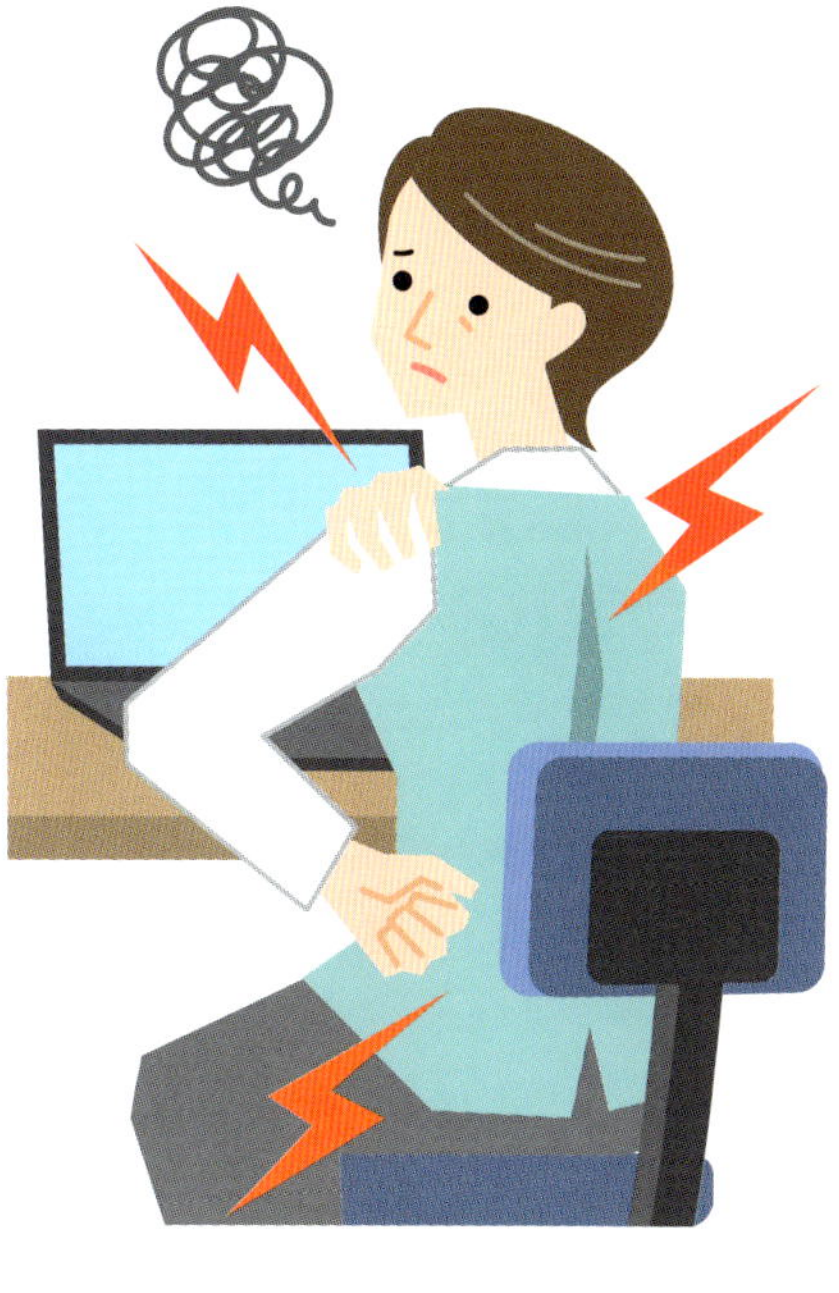

あとがき

『関トレ　ビジュアル版』はいかがでしたか？

いわゆる体幹トレーニングと呼ばれる運動に比べて、体への負担が少なく、正確にできたときには痛みや姿勢をしっかりと改善させてくれるのが関トレです。

実際に関トレは、ご高齢の方から小学生、トップアスリートにも効果のあるトレーニング方法です。お子さまの成長痛が関トレで改善したという例もありますし、野球の球速やゴルフの飛距離がのびたという報告も多く、大変喜ばれています。

痛みが治まるだけでなく、姿勢や動きの改善も関トレ一つで実現できるので、非常に取り入れやすい運動なのではないでしょうか。

私は関トレを、医療や介護のリハビリテーション分野にもっと広げていきたいと考えています。理学療法士としてリハビリを続けるなかで、リハビリがうまくいかずに車いす生活になる方、ちょっとした転倒によって以前のように快適に歩けなくなる方、スポーツ障害で競技復帰できずに競技を止めてしまう方もたくさん見てきました。従来のリハビリでは、改善できない人が多くいるのです。

しかし、関トレなら関節を守る筋肉をピンポイントで鍛えることができるので、短時間で、しかも体への負荷がとても小さいトレーニングで効果が出るのです。高齢者でも、ケガを抱えた人でも気軽に取り組めます。

また、関トレによって要介護者が少しでも自分で体を支えることができれば、介助する方の負担は劇的に減ります。体が動くようになって早く退院できれば、社会にとっても国にとっても、そして家族にとっても良いことばかりです。

「人の体には可能性がある」

「何歳からでも体は生き返る！」

関トレを実践した人が、このように感じてくださったら、これ以上の喜びはありません。体の不調を改善し、快適な生活、人生を歩んでいける手助けになればと心から望んでいます。

そして、出版の機会を与えてくださった朝日新聞出版の尾木和晴さん、大﨑俊明さん、編集を担当してくださったF企画さん、私のメルマガを読んでくれて関トレの体験談、インタビューにご協力してくれた皆様に本当に感謝しております。

これから健康な方が一人でも多く増えますよう私も活動していきたいと思います。

関トレはすぐに効果がでます。今すぐ実践して体の不調をご自身でコントロールしていきましょう！

笹川大瑛

笹川大瑛（ささかわ・ひろひで）

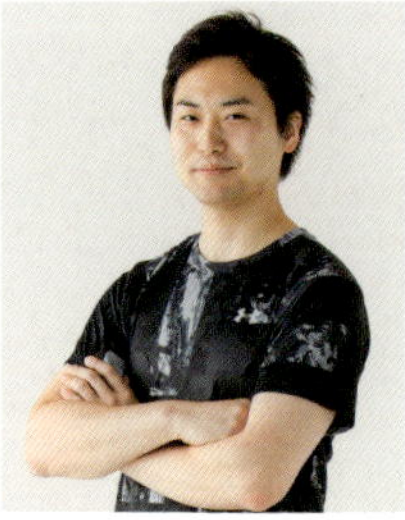

一般社団法人 日本身体運動科学研究所　代表理事、教育学修士、理学療法士
日本大学文理学部体育学科卒業後リハビリの専門学校へ通い直し国家資格を取得。大阪の整形外科で多くの高齢患者、脳血管疾患患者、慢性疼痛患者のリハビリを担当する。呼吸器と癌の専門である東京の要町病院では、廃用症候群や寝たきりの患者のリハビリを担当するほか、高校のバレーボール部や体操部、キックボクシングやレスリングの日本チャンピオンのリハビリ、コンディショニング、パフォーマンスアップに携わった。高齢者がリハビリでまったく改善しないことに悩み、解剖学の教科書とにらめっこを続ける日々を送る。ある時、関節を支える２つの筋肉よって劇的に姿勢や動作が改善することを発見。関節を支える筋を働かせる関トレを考案する。2018年３月に前著『関トレ』出版。朝日カルチャーセンターで行われる関トレ講座は常に満員。現在は多くの治療家や療法士、トレーナーに治療技術を教えながら、日本大学人文科学研究員として活動している。

ひざ・腰《こし》・肩《かた》の痛《いた》みがとれる！

関《かん》トレ　ビジュアル版《ばん》

監　修　笹川大瑛
編　著　朝日新聞出版
発行者　三宮博信
発行所　朝日新聞出版
〒104-8011　東京都中央区築地5-3-2
電話（03）5541-8832（編集）
（03）5540-7793（販売）
印刷所　広研印刷株式会社

Published in Japan by Asahi Shimbun Publications Inc.
ISBN 978-4-02-333299-7
定価はカバーに表示してあります。
落丁・乱丁の場合は弊社業務部（電話03 - 5540 - 7800）へご連絡ください。
送料弊社負担にてお取り替えいたします。